求医不如求己

华 业◎编著

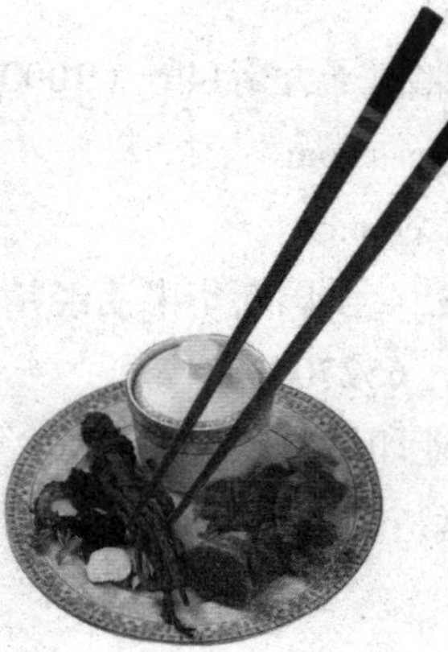

中国长安出版社

图书在版编目（CIP）数据

求医不如求己／华业编著．—北京：中国长安出版社，2007.6
（新编身心健康枕边书）
ISBN 978-7-80175-651-0

Ⅰ．心…　Ⅱ．华…　Ⅲ．常见病—防治—基本知识　Ⅳ．R4

中国版本图书馆CIP数据核字（2007）第083218号

求医不如求己

华业　编著

出版：中国长安出版社
社址：北京市东城区北池子大街14号（100006）
网址：http://www.ccapress.com
邮箱：ccapress@yahoo.com.cn
发行：中国长安出版社　全国新华书店经销
电话：010-65281919　65270433
印刷：天津冠豪恒胜业印刷有限公司
开本：710×1000毫米　1/16
印张：18
字数：300千字
版本：2007年8月第1版　2020年5月第2次印刷
印数：1-5000册

书号：ISBN 978-7-80175-651-0
定价：48.00元

前 言

健康与疾病问题一直是困扰人们的最大问题。很多人平时常常忽略了一些疾患，导致了“病入骨髓”悔之晚矣的局面。

对于大多数人来说，都不太愿意耽误过多的时间去医院救治：一方面是大部分的医院在药价方面能“宰”就“宰”；另外一方面与医生的医德不敢恭维，不愿意与这些人打交道；最重要的是大部分的人没有这个时间。

不过不用愁，既然不愿意去医院求医，在这里“求己”同样胜过于去医院求医。为什么呢？这就是本书的所要呈现给大家的对于一般病的医疗治病理念——求医不如求己。

为什么说，“求医不如求己”呢？原因很简单，从疾病的形成来看，疾病是有一段潜伏期的，也就是人们常提到的“亚健康状态”，在这个时间也是将疾病扼杀在“襁褓之中”的最好时机，而这种“亚健康”是医院治疗范围之外的，只有我们自己才能够贴身预防及调节；另一方面从某些疾病的全程治疗来看，一些疾病并不在于治，而在养和护理，这点也是医院所不能比拟我们自己的。这两点就足以证明“求医不如求己”的观点了。

本书涵盖了最近一些年来家庭中常患、易患的一些小病小痛及慢性疾病。需要指出的是，这些疾病都是能够依靠自己的力量解决或者处理得了的，避免了去医院求医问药的繁琐工序及时间的浪费。

本书除了提供一些常规疾病的家庭疗法及护理、预防之外，还提供了一些食疗保健配方，方便了读者朋友们快速治疗，及时进补。当然，本书还对一些常见的突发性疾病提供了最有效的急救措施，让这些疾病不再致命。

用一首打油诗来概括本书的特点就是——“急病上医院，未病自己防。此处防与治，求己不求医。”相信这么一本防治结合的好书，一定能给您的生活带来更大的实惠。

目　录

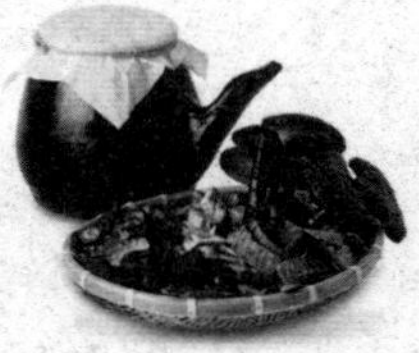

第一章

头疼脑热巧化解

生活中，头疼脑热的小病时常侵袭我们放松警惕的身体，导致一系列不影响生活、工作，却很痛苦的一些症状的发生。一些有医药常识的人肯定会说，吃点药不就完了。的确，吃药是解决这些小病的不错选择，不过你可别忘了“是药三分毒”——不要动不动就吃药打针，那样很伤身体。不妨试试一些常见小病的“食疗”方法，了解一些预防常识，必能收到奇效。

拒绝感冒，并非难事儿

一、疾病误区

当我们或者身边的人刚刚患上感冒的时候，人们会出现很多种反应来应对这一疾病。其中一小部分人对感冒并不在意，认为自己没问题；当然也有不少人会吃上许多治疗感冒的药物，企图将感冒扼杀在“摇篮”之中；当然还有一些人对其进行了有效的调理，使它在发作期的症状明显地减弱。

在这里我们需要谈的就是那类使用抗生素来消炎的错误观点。

为什么呢？据国内医学专家称，九成的感冒根本无需使用抗生素。专家指出，老百姓一般所指的消炎药大部分是指抗生素，但从严格意义上讲，消炎药和抗生素应该是不同的两类药物。

平时大家所用的抗生素不是直接针对炎症来发挥作用的，而是针对引起炎症的微生物，是杀灭微生物的，而消炎药是针对炎症的，比如常用的阿司匹林等等。这两类药之间是一个大范围与小范围的关系。

事实上，抗生素只适合病菌感染引起的炎症，其他的疾病则不需要。而九成的感冒都是由病毒引起的，而目前还没有针对病毒的特效抗生素，所以使用抗生素是毫无作用的。

二、治疗期间注意事项

（1）服用维生素C，可缩短感冒期，并缓和咳嗽、打喷嚏等症状。

（2）摄取锌，可缩短感冒时间，同时大幅减轻喉咙痛等症状。但服用锌须依照医生指示，高剂量的锌可能有毒。

（3）保持乐观的心情，可促进免疫系统的活力。

（4）多休息，保留复原的体力，也可避免一些并发症。减慢每天的活动，避免过度劳累，更不要企图在感冒初期采取体育锻炼来抵抗感冒，那样会使感冒迅速加重。

（5）感冒初起时，无论是风寒感冒，还是风热感冒，都属于表症，应采取发散的治疗方法。如果此时吃西瓜，不但不能表散病邪，反会因其清热解烦作用而引邪入里，使病情加重或延长治愈时间，所以感冒初期不可吃西瓜，宜在感冒痊愈后或感冒加重，且有高热、咽痛时吃西瓜。

（6）饮食清淡，少吃脂肪、肉类及乳品，多吃新鲜蔬果，以减轻身体的压力。

（7）喝热鸡汤，有助于鼻腔黏液的流动，可加强体内排除病菌。

（8）多喝水，补充感冒时所流失的重要体液，帮助排出有害杂质。

（9）勿抽烟，抽烟会干扰抗感染的纤毛活动，因此感冒时不要抽烟。

（10）若出现发烧38.3摄氏度以上或小孩发烧，任何剧痛都应就诊，如：耳痛、扁桃腺肿、鼻窦痛、肺痛或胸痛；吞咽极度困难或食欲不振时；气喘或呼吸短促时，应尽速就医，避免延误病情。

三、食疗、偏方有功效

对付不同症状的感冒可以使用不同种类的药物。当然，民间的一些食疗及小偏方也是不错的选择。

1. 食疗秘方

▲食疗秘方一：鲜姜煮可口可乐

原料：鲜姜25克，大瓶可口可乐一瓶

做法：鲜姜去皮，切碎，放在一大瓶可口可乐中，用铝锅煮开。

食法：趁热喝下（温度掌握好）。

功效：可防治感冒，还可治小孩恶心、呕吐、厌食、偏食等症。

▲食疗秘方二：蒜头冰糖

原料：大蒜一头，冰糖少许

做法：将去膜的蒜头浸在冷开水的密闭容器中六七个小时后，用纱布将蒜头滤清，加入打碎的冰糖，再用小罐子装好、密封，用时打开即可。须注意的是，做蒜头冰糖时动作要快，若让辣味散发掉效果就差了。

食法：蒜头冰糖最好当天用完且尽可能在它的气味最浓时用，效果最佳。注意，若利用蒜头冰糖漱口时，要将它在口腔中停留一会，然后再咽下。

功效：此配方对容易感冒、扁桃腺发炎、有鼻病的人是最好的天然药品，若是有百日咳的孩子也可以每天用它漱口、饮用一次。事实上，蒜头冰糖适用任何体质的人，即使正在服用西药的人也可以。但是胃病、高血压、精神不安定、眼睛出血的人不要饮用它，只要用来漱口一样可达到喉咙杀菌的效果。

▲食疗秘方三：特制板蓝根饮剂

原料：取板蓝根、大青叶各50克，野菊花、金银花各30克

做法与食法：一起用沸水冲泡饮用。

功效：对流感病毒有较强的杀灭作用，并且可预防流脑、肝炎等。

▲食疗秘方四：葱、姜、蒜水沏红糖

原料：大葱、姜、蒜、红糖

做法：大葱一棵，取葱白切成数段；生姜一块（拇指大小）切成薄片；大蒜3～4瓣，切成薄片。以上三种原料一起放进砂锅，加水500克煮。开锅后慢火煮10分钟，水剩300～400克。红糖1～2勺放入碗内，将刚煮好的水沏上。

食法：趁热喝下，盖被躺下，几分钟后即出汗，汗出透即可。

功效：治疗伴有发烧症状的感冒有特效。

▲食疗秘方五：红葡萄酒煮鸡蛋

原料：红葡萄酒、鸡蛋

做法与食法：将1小杯红葡萄酒放在文火上烘热，接着再往酒里打入1个鸡蛋，然后稍微搅拌成糊状，烧沸即可。待稍凉后饮用，效果很好。

功效：轻感冒1次见效，重感冒2～3次见效。

2. 偏方

▲偏方一：大蒜按摩

方法：取紫皮大蒜切成片状，在百会、太阳、风池、迎香、合谷诸穴位按摩5分钟，然后在脚下涌泉穴按摩15分钟，可治感冒。感冒初期效果较佳，重感冒应配合吃药。按摩后穴位表面皮肤形成大蒜薄膜，应保持4小时再洗净。

▲偏方二：烤橘子

方法：取一只带皮的橘子，用火钳夹住距火炉火焰一寸高左右，不时翻动，待橘子冒气并有橘香味发出时即可。吃时去皮，加两匙醋用开水冲服，日服两次即可。

功效：感冒初期，效果更佳。

▲偏方三：蒜泥蜂蜜

方法：将等份的蒜泥与蜂蜜混匀后，用白开水送服，每次一汤匙，每天4～6次。

功效：对治疗流感有佳效。

▲偏方四：吹风机疗法

方法：感冒初起时，可用电吹风对着太阳穴吹3～5分钟热风，每日数次。

功效：可减少感冒症状，加速痊愈。

▲偏方五：鼻子插葱

方法：感冒后鼻子不通气，睡觉时在两个鼻孔内各塞进一鲜葱条，3小时后取出，通常一次可愈。葱条要选择粗一点，细了药力小及容易吸入鼻腔深部，不易取出；若患者的鼻腔接触鲜葱过敏，可在葱条的外面包上一层薄薄的药棉。

功效：能够使由感冒引起的鼻塞症状很快得到缓解。

▲偏方六：香油拌蛋

方法：将一两香油加热后打入一鲜鸡蛋，再冲进沸水搅匀，然后趁热喝下，早晚各服一次。

功效：2～3天便可治好感冒后的咳嗽。

四、身体健康，预防是关键

即便是感冒很容易治愈，人们也都不喜欢受到它的困扰，毕竟患上感冒会给我们的家庭生活及工作带来很大的不便及身体的痛苦。由此可见，预防感冒才是关键。

预防措施：

（1）每日晨、晚养成冷水浴面、热水洗脚习惯，这样可增加耐寒能力。

通常，人受冷空气刺激时鼻腔黏膜收缩，呼吸道纤毛蠕动减慢，血管收缩，使分泌物减少，即可引起抵抗力减弱。

天冷时人的四肢末端较冷，每晚用40～50℃的水泡脚15分钟。泡脚时水要没过脚面，水凉了可再加入热水，使人对温度能慢慢适应，不应一次倒入太烫的水，以免造成高温烫伤。

（2）每日早晚、餐后用淡盐水漱口，以清除口腔病菌，治疗口腔疾病，这是一个比较好的卫生习惯。在流感流行的时候，此方法有预防作用，此时仰头含漱使盐水充分冲洗咽部效果更佳。

（3）注意天气变化，及时添减衣物。春季不要过早地脱去棉衣，秋季也不要过早地穿上棉衣，做到“春捂秋冻”。

（4）在秋冬时节多参加室外锻炼，增强身体抵抗力。可以采取适度散步、打球、做操、练拳、习剑，以达到提高身体御寒能力，防止感冒的发生。

清除口臭，还“清新”于世界

一、了解病症由来

生活中有许多人都或多或少的存在口气问题，对于一些严重的口气问题，人们常常称之为口臭，而那些患有口臭的人，也是“处处受气”，不被大家所欢迎。那么，下面就让我们认识一下口臭。

发病机理：

口臭一般可分为单纯性和继发性两大类。

单纯性口臭多由口腔不洁或不良生活习惯引起。常见的有：

（1）不能坚持正常刷牙、漱口，牙结石过多，不注意义齿的清洁，爱吃零食等均可导致口臭。

（2）人过中年后，唾液分泌减少，降低了口腔的自洁作用，所以中老年人更容易出现口臭。

（3）大量抽烟者的口、鼻中会有烟臭味，也属于此类。

引起继发性口臭的原因很多，常见的有：

（1）肝火亢盛，耗神伤精，火气上炎所致。

（2）胃肠蕴积湿邪热毒，心火亢盛，而上攻头、目、口、喉，浊气下行，邪结肠胃所致。

（3）胃阴受损则津液不足，虚火上蒸；肺阴受损则气逆上冲；精气血受损则虚火郁热内结，阴虚津亏所致。

（4）脾虚气滞，寒热互结所致。

（5）因气候、精神、饮食因素，造成脾胃失节而气滞、食积；心情不舒致肝火犯胃，气郁不舒所致。

二、治疗期间注意事项

（1）不要使用含酒精的漱口水来清新口气。

因为一瓶含酒精的漱口水中含有的酒精要比6瓶啤酒中的含量还要高，而饮酒是引发口臭的重要原因之一，这不用多说您就明白了吧！当然，漱口水在平时也可以带在身上，应急时其实还蛮管用的。

（2）治疗口臭期间不要过于单纯地治疗口腔问题。有很多时候，口臭并非出在口腔问题上，内脏器官的病变也是口臭很重要的致病原因之一。

（3）多喝水。一般来说，产生口臭的细菌大都是厌氧菌，也就是说，在氧气缺乏的环境里它们会大量繁殖，健康的唾液含有高浓度的氧。当你口腔干燥时，唾液会明显减少，从而可利用的氧也会减少，这些细菌会感觉到这种变化，产生更多的硫化物。保持健康身体的生活准则就是：每天要喝6～8杯水。

三、身体健康，预防是关键

既然患上口臭是如此令人头痛的事情，我们为什么不在未发生口臭之前就对其进行很好的防治，以达到不发生的目的呢？

预防措施：

（1）单纯性口臭的防治措施

①饭后漱口，睡前刷牙，注意清洗义齿，养成良好的口腔卫生习惯。

②进餐不宜过饱（尤其是晚餐），睡前不吃零食，饮食宜清淡，少吃辛辣等刺激性食物；少饮酒，戒烟。

③多吃蔬菜。多吃生菜，因为蔬菜含有大量的纤维质，可以帮助消化，解决便秘的问题；不过生菜最好买没有农药化肥污染的有机蔬菜，这样才能吃起来安心又有效。

④中老年人为促进唾液分泌，可咀嚼青橄榄、话梅，经常吃水果，还可用小叶麦冬、甘草泡茶喝。

⑤每天清晨空腹喝一杯温盐开水，可调节胃肠功能，有利于消除口臭。

⑥红枣、黑枣可消除因葱、蒜等引起的短暂口臭，饭后咀嚼1～2枚即可。此外，饮浓茶可解蒜臭。

⑦口腔含化维生素C片，每天吃250毫克的维生素C，可帮助恢复健康的牙龈及防止牙龈流血，并且排除口腔中过多的黏膜分泌物及废物（这些物质是导致口臭的因素之一），都有一定的除口臭效果。

⑧绿色饮料是对抗口臭的最佳方法，并且可以利用叶绿素作为漱口水，天天漱口，天天清香迷人。这种绿色饮料可以用小麦草、苜蓿芽汁及大麦草汁当做主要原料，每天来一杯叶绿素汁（一杯水、两汤匙叶绿素汁），效果不错。

（2）继发性口臭的预防措施

继发性口臭多源于身体内部，此时单用上述措施常难以见效，因此要针对原发病进行治疗，如及时治疗龋齿、牙龈炎、胃炎、肺脓肿、糖尿病等。原发病一旦治愈，口臭多能消除。

远离皮肤干裂，还粉嫩皮肤于身

一、清楚症状

每到冬季将至的时候，就会有许多人的手脚等部位的皮肤开始出现不同程度的干裂现象。轻度干裂者有时候对此不太注意，但是一些严重的皮肤干裂者往往饱受此痛折磨，而且每到冬季必反复发作，久之不愈，实在让人头疼！那么，下面就让我们认识一下导致皮肤干裂的主要原因。

除了慢性湿疹、剥脱性角质松解症、干裂型手癣、鱼鳞病等皮肤病患者外，从事户外活动或工作者，皮肤过多接触肥皂、洗衣粉、洗涤剂等碱性化学品的家庭主妇，洗澡过于频繁者或老年人，使用劣质化妆品者，都会出现皮肤干燥。

症状：

（1）皮肤干裂多是在足底跟后及手拇指两侧的甲缘部位。足跟、足侧等处是最容易发生皲裂（欲称裂子）的地方，皲裂周围皮肤干燥、粗糙、增厚、发硬，裂得深时甚至出血，行走时足跟着地疼痛难忍，甚为不便。

（2）嘴唇干裂也是秋冬常出现的症状，嘴唇干燥、起皮，严重时出现裂口，唇部活动时常有血迹渗出。

二、治疗期间注意事项

很多人并不在意皮肤干裂，发现皮肤干裂多是随便买支药膏一涂了事。这是一种治疗误区，因为导致皮肤干裂的诱因不同，所以应该对症下药，才能更快更好地治愈。

如果属于慢性湿疹、剥脱性角质松解症、干裂型手癣、鱼鳞病等皮肤病，应该尽早到正规医院的皮肤科就诊，不能仅仅随便买支药膏一涂了事。

如果属于其他几种情况，则应该首先去除诱因，然后可以试用含有尿囊素、白油、凡士林、白石蜡、白地蜡、羊毛脂或丙三醇（俗称甘油）以及乙二醇等成分的护肤油膏或乳液。因为上述物质可以弥补皮肤分泌皮脂的不足，在皮肤表面形成薄薄的一层人造皮脂膜，防止皮肤内水分的流失，并有助于从大气中吸收水分，集湿增润，赋予皮肤最外层——角质层细胞更大的亲水力。

对于老年人的皮肤干裂，应每日外涂润肤产品，如医用凡士林等。

使用上述方法之后，如果皮肤干裂症状仍没有缓解，可以去药店或医院购买含有低浓度水杨酸或硫磺的角质促成剂外用。如果皮肤增厚或有裂口，可用皮炎平之类的皮质激素软膏或外贴肤疾宁膏。

三、食疗、偏方有功效

对付不同部位、不同诱因的皮肤干裂可以使用不同种类的药物，但是很多患者在患病过程中也积累了很多不错的食疗和治疗的小偏方，这里给大家简单介绍几种。

1. 食疗秘方

▲食疗秘方一：多吃芝麻、核桃、大豆等豆制品

人体皮脂腺里分泌的油脂主要成分就是不饱和脂肪酸，要想解决皮肤干的问题，可以多吃一些含不饱和脂肪酸、蛋白质或维生素C的食物。不饱和脂肪酸在芝麻、核桃等食物中含量较多。因此，多吃这些食物可以促进油脂分泌。含蛋白质的代表食物是大豆及豆制品。蛋白质是皮肤的组成成分，多吃这类食物可以促进新陈代谢，起到修复皮肤的作用。维生素C在猕猴桃等水果中含量较高，它能够促进皮肤中的重要成分——胶原蛋白的合成，可以让皮肤更滋润、有弹性。

▲食疗秘方二：摄取食性平和或偏冷的食物改善口唇干裂

（1）蔬菜类：如菠菜、芥菜、苋菜、萝卜、茄子、竹笋、西红柿、冬

瓜、丝瓜、苦瓜、蘑菇、银耳、豆制品。

（2）水产品：如紫菜、海带、海蜇、蛤蜊、田螺、蟹、鲤鱼、鳗鱼、黑鱼、牡蛎等。

（3）禽肉蛋类：如乌鸡、猪肉、鸭肉、鸭蛋、鹅肉、猪肺、奶类等。

（4）粮食及硬果类：如芝麻、松子、黑豆、小米、小麦、大麦等。

（5）水果类及其他：如甘蔗、香蕉、西瓜、芒果、梨、罗汉果、柿子、菠萝、椰子、莲藕、莲子、百合、薏苡仁、枸杞子、菊花、蜂蜜等。

（6）口唇干裂者应戒烟，少饮咖啡。

2. 偏方

▲偏方一：芥末治脚裂法

方法：用40℃左右的温水洗脚，泡10分钟左右，然后擦干；用温水将芥末调成糨糊状，不要太稀，用手抹在患处；穿上袜子，以保清洁；第二天再用温水洗脚，再抹，2～3次即愈，

功效：对脚后跟及脚趾裂口疗效显著，坚持涂抹两到三天就会见成效。

▲偏方二：醋泡手脚法

方法：醋一斤，放在锅里煮，开锅后五分钟，把醋倒在盆里，待温后把手脚泡在醋里10分钟，每天泡两三次，7天一疗程。

功效：坚持两个疗程，可治愈常年反复发作性皮肤皲裂。

▲偏方三：足光粉治脚裂

方法：温热水一盆，放入适量足光粉，每天泡1到两次。

功效：使脚上的老皮陆续脱落，至治愈裂口，同时可预防脚癣。

▲偏方四：面块治愈法

方法：用面粉和成面块，在脚跟处反复揉搓，然后把面块擀成薄片状，敷在脚跟上，用塑料膜包上。

功效：有效减轻脚裂疼痛，促使裂口愈合。

▲偏方五：凡士林油纱布法

方法：先用热水泡脚，然后拿酒精消毒过的刀片，将脚跟的硬皮和干皮

一层层削掉，一直到露出软皮部分为止。将凡士林油纱布裹在脚跟上，再用绷带固定好。隔3天换2次油纱布。

功效：一周后可彻底治愈脚部皲裂。

▲偏方六：剩茶水治疗法

方法：剩茶水一杯，在睡觉前对些热水泡洗手足约10分钟，每天坚持。

功效：一周后，手足皮肤渐渐光滑了，裂口也渐渐愈合。

▲偏方七：维生素E涂抹治疗法

方法：把维生素E丸用针扎一个眼儿，把油挤患处涂抹（一丸可用多次），每次洗过手抹。

功效：愈合后也要常抹，可彻底根治。

▲偏方八：蜂蜜揉搓可治手皲裂

方法：每日早饭后，双手洗净擦干，将蜂蜜涂于手心手背指甲缝，并用小毛巾揉搓5～10分钟。晚间睡觉前洗完手，再用上述办法双手涂蜂蜜揉搓一次。

功效：长期坚持可治愈手部和指甲裂缝。

▲偏方九：枣糊治手脚裂

方法：把数枚大枣去掉皮核，温水洗净后，加水煮成糊状，像抹搽脸油一样，涂抹于裂口处。

功效：轻度患者一般2～3次即愈。

▲偏方十：软柿子水治手皴

方法：睡觉前用温水洗手，然后把软柿子水挤在手上，来回反复用力搓一搓。

功效：连续几个晚上就能见效。

▲偏方十一：牛奶治脚裂

方法：用鲜牛奶在洗过的脚跟处擦抹。

功效：脚跟皮肤柔软、光滑，脚垫柔软，裂口愈合。

▲偏方十二：“双甘液”治皲裂

方法：甘草二两，甘油半瓶，酒精半瓶（点滴用空药瓶），将甘草装空瓶中，然后将酒精倒入甘草瓶中，酒精没过甘草，然后将瓶盖封好。一星期之后，用纱布过滤液体，再将等量的甘油倒在同一个瓶中混合后即可使用。脚皲裂每晚用温热水洗脚泡20分钟，擦干后用药棉花蘸双甘液擦在皲裂处，早晨起床后再擦一遍。

功效：3～4天即可痊愈。

四、身体健康，预防是关键

每到秋冬皮肤皲裂是令人头痛的事情，与其皲裂后用各种方法治疗，不如在这种病症处于萌芽状态时及早采取措施，及早预防，才是明智之举。

预防措施：

（1）秋冬时节，用“洗面奶”擦洗手足。方法是每天早晨穿袜子前，用洗面奶少许擦双足并用手轻轻揉搓，待稍干后穿上鞋袜。晚上睡觉前用温水洗脚，每天坚持。

（2）每到夏天，用自己的额头汗擦抹两脚后跟二三十次，冬天干裂程度大减。

（3）冬季新鲜蔬菜水果摄取量相对减少是皮肤皲裂的一个重要原因。每天喝一杯果汁水，坚持一段时间后，对预防皮肤皲裂成效显著。

（4）将用过的8厘米大小的干净塑料袋对角剪开，取带底部的一半（呈三角形的一个兜儿）。晚上洗完脚或第二天早晨，将塑料兜儿套在脚后跟处，穿上袜子。一天下来，脚后跟湿润润的，一点儿干裂都没有。每隔2～3天（视干裂程度）套一天即可，效果极佳。

摆脱头痛折磨，才能神清气爽

一、了解病症由来

生活中，有一些人常常被头痛所困扰，让他们寝食难安，出现种种由头痛引起的不良反应，给生活和工作带来了很大的麻烦。其实，如果对于一些轻微的头痛，我们是可以自己解决的。

发病机理：

头痛产生的原因十分复杂，有颅内的、颅外的；有头颅局部的，也有全身性的；还有许多至今仍找不到病因的头痛。临床常见的主要因素有以下几类：

（1）血管扩张：颅外动脉扩张最常见于偏头痛及额动脉炎。颅内外急慢性炎症时，病原体及其毒素可引起血管扩张性头痛；代谢性疾病、中毒性疾病、脑外伤、癫痫发作后、高血压脑病、大量服用脑血管扩张药等均可引起血管扩张性头痛。

（2）血管被牵引、压迫或伸展移位：颅内占位性疾病；急性脑膜炎和脑炎、中毒性脑病、脑水肿、脑积水、静脉窦血栓形成、脑肿瘤或囊虫的压迫堵塞造成脑脊液循环障碍等所致的颅内压增高；还有见于腰穿、腰麻后脑脊液流出较多，颅内压下降，导致颅内静脉窦及静脉扩张引起的头痛。

（3）脑膜受刺激引起头痛：颅内急、慢性炎症性渗出物（如腹膜炎等），或出血性疾病（如蛛网膜下腔出血等）的血液刺激脑膜，或脑水肿使脑膜及血管受牵拉而产生头痛。

（4）神经刺激：脑神经（如三叉神经等）、颈神经炎症及压迫、移位等均可引起相应的神经痛。

（5）头颈部肌肉痉挛性收缩引起头痛：头颈部肌肉紧张、炎症、局部肿块、慢性脓肿等颈部疾病，反射性地引起颈肌痉挛、持久收缩，导致头痛。如颈椎病变引起的头痛，又称肌肉收缩性头痛。

（6）头部附近器官的放射性或牵涉性头痛：常见于眼、耳、鼻、鼻窦、牙齿等部位的病变，可扩散或反射到头部而产生头痛。

（7）其他原因所致：常见有心因性头痛，主要由于精神或情绪因素引起的头痛，如常见的神经官能症性头痛、癔病或抑郁症等，还有一些如“游泳镜性头痛”、良性咳嗽性头痛、冷刺激性头痛以及与性活动有关的“性交性头痛”等。

二、特殊疗法

由于头痛的症状比较特殊，而在其疗法上也有一些独到之处，那就是按摩疗法。这种疗法是根据中医经络理论，由内功推拿简化而来的穴位推拿法，对于懂得一定的穴位知识的人来说简便易行，对下列疾病造成的头痛有较好的疗效。如感冒头痛、偏头痛、血管神经性头痛、高血压头痛、肌肉收缩性头痛、脑供血不足型头痛、颈椎病型头痛、神经衰弱头痛、精神紧张头痛等。

具体操作办法：

准备动作：患者正坐于椅中，含胸拔背，气息调和。

揉太阳穴：将双手掌根贴于太阳穴，双目自然闭合，做轻缓平和的揉动，对上述各型头痛均有较好疗效。

拿风池穴：用拇指于食指、中指相对捏住颈后肌肉近发际处，手法采用一上一下、一紧一松拿捏，以颈部感酸胀为度，次数自定，不强求一律，左右手可以交替进行，本法能改善脑部血液循环，增强脑组织血液供应。

浴全头穴：头部有上星、头维、百会等穴，经常浴头部各穴有健脑之功效。操作时将两手五指分开，由前发际分别向后发际抹动，如十指梳头状，手法轻重由个人自行掌握，一般以局部感到发灼热舒适，不使头皮有痛感为宜，次数根据病情而定。亦可用木梳代手指梳头。本法具有解除脑部血管痉挛、抽搐，使疼痛减轻、思维敏捷之功效。

抹额印堂穴：将两手食指屈曲，拇指按在太阳穴上，以食指内侧屈曲面，由正中印堂穴沿眉毛两侧分抹，双目自然闭合。手法以轻中有重为宜，次数以30次或适当增加，每日两次。本法古代称“分阴阳”法。抹后感觉头清目爽，具有清除头晕目眩，减轻头痛之功效。

拿合谷穴：合谷位于手背拇指和食指之间肌肉丰厚处。手法以拿捏、点按引穴，有明显酸胀感为宜，每次10～15次，每日2～3次。本法俗称“拿虎口”。如能经常拿捏、点按此穴，具有清利头目、缓解各种头痛之效。

拿天柱穴：以拇、食两指在颈后部斜方肌上方的天柱穴，作拿捏动作，来回拿动各5～10次，每日早晚各一次。本法对高血压引起的头痛、颈椎痛引起的头痛具有较好的缓解作用。

三、食疗、偏方有功效

当然，如果你对穴位疗法一窍不通也没关系，我们还有很实用的食疗秘方，即偏方供您参考。

1. 食疗秘方

▲食疗秘方一：归参鳝鱼

原料：鳝鱼500克，当归15克，党参15克，料酒少许。

做法：将鳝鱼剖去背脊骨、内脏、头、尾，制成鱼片后切丝，当归、党参装入纱布袋中封口。将鱼丝、药袋一同放入锅中，加入料酒、食盐，注入适量清水，用大火烧沸撇去浮沫后再改文火煮1小时，捞出药袋加味精。

食法：食鱼饮汤。

功效：补气养血，通脉止痛。

▲食疗秘方二：气虚头痛汤

原料：鹌鹑蛋5个，鲜山药15克，胡萝卜30克，荷叶3克，大枣10枚，菊花15克，红糖适量。

做法：共入砂锅加水煮至蛋熟。

食法：吃蛋喝汤连服6次。

功效：适用于气虚头痛。

▲食疗秘方三：桑菊薄竹饮

原料：桑叶10克，竹叶15～30克，菊花10克，白茅根10克，薄荷6克。

做法：将以上5味洗净，放入茶壶内，用开水浸泡10分钟。

食法：每日1剂，代茶饮用。连服3～5日。

功效：疏风散热。适用于偏头痛，风热上攻，头痛发热，口渴咽干者。

▲食疗秘方四：水仙花菊花茶

原料：水仙花5克，菊花15克。

做法：将上2味混匀，分2次放入杯中，用沸水冲泡。

食法：代茶饮用。每日1剂。

功效：疏风清热，除湿消肿。适用于风热型头痛。

▲食疗秘方五：枸杞子炖羊脑

原料：枸杞子50克，羊脑1具。

做法：将枸杞子、羊脑洗净，一同放入锅内，加入适量清水，放少许食盐、料酒、葱、姜，隔水炖熟。

食法：佐餐，饮汤食羊脑。

功效：益脑安神。

▲食疗秘方六：玫瑰蚕豆花茶

原料：玫瑰花5朵，蚕豆花10克。

做法：玫瑰花与蚕豆花放入茶缸内，用开水冲泡15分钟。

食法：代茶频饮。

功效：舒肝解郁、祛风止痛。适用于头痛肝郁气滞，头痛阵作，因情志不畅诱发之。

▲食疗秘方七：川芎白芷炖鱼头

原料：鳙鱼头1个，川芎3～9克，白芷6～9克。

做法：将川芎、白芷用纱布包扎，与鱼头共煮汤，文火炖至鱼头熟透，调味。

食法：饮汤，食鱼头。

功效：疏风散寒。适用于偏头痛，风寒侵袭，头痛连颈，遇风寒加重者。

2. 偏方

▲偏方一：韭菜根治头痛

原料：鲜韭菜根（地下部分）150克，白糖50克。

做法：将韭菜根放入砂锅微火熬煮，水宜多放，汁要少剩（约剩一玻璃杯），出汁前5分钟将白糖放入锅内。

食法：每晚睡觉前半小时温服，每天1次，次日另换新韭菜根，连服3～5次。

功效：可治失眠引起的头痛、慢性头痛。此偏方既可治头痛，又可起到安眠的作用，无副作用。

▲偏方二：朝袋内呼气法

原料：一个圆锥形的小纸袋或小塑料袋（最好不透孔）。

做法：当偏头痛症刚发作时，将袋子开口的一头捂住鼻子和嘴，用力向袋内呼气，以减少大脑中的氧气。反复数次后，偏头痛症就会缓解，以致最后消失。

功效：对由大脑供氧过量引起的偏头痛有疗效，效果较好。

▲偏方三：温水浸泡双手可治酒后头痛

做法：喝白酒或葡萄酒过量引起头痛时，可取一只脸盆，倒入温水，水温适中，不宜过烫，然后将双手和腕关节完全浸泡在水中20～30分钟，即可使头痛很快消失或减轻。

▲偏方四：萝卜治偏头痛

①偏头痛发作时，取萝卜捣烂后滤其汁，加入少量新鲜的薄荷叶汁和冰片，搅拌均匀后，将混合后的汁液滴入鼻孔，可缓解或消除痛感。

②取萝卜子5克、冰片2.5克研末，加少许冷水调匀，用纱布过滤滴入耳内两三滴即可。头左边疼滴入右耳，右边疼滴入左耳。

▲偏方五：气或热水熏烫治偏头痛三偏方

①当头痛发作时，取一盆热水，水温以手的皮肤能忍受为宜，然后把双手浸入热水中。但要注意的是，在浸泡的过程中，应不断加入一些热水，以保持一定的水温。一般半个小时左右疼痛即可逐渐减轻，甚至完全消失。

②头痛时，把热毛巾敷在前额及两侧太阳穴，可缓解症状。

③取蚕沙80克，川芎、僵蚕各10克，用水煎沸后，倒入保温瓶内，用毛巾覆盖头部，使热气对准患侧太阳穴，熏蒸10分钟左右，熏后用毛巾擦干，避风。

▲偏方六：盐治头痛

①头痛严重而身边一时无药时，冲一杯淡盐水少量饮服，可以缓解头痛。或将食用精盐放在干净的小碟内，伸出舌尖舔食少许，也有疗效。

②头痛时用盐擦擦额头，头痛症状可减缓。

③取生桃树叶适量，加少许盐捣烂，敷病人太阳穴上，也可有效治疗头痛。

四、身体健康，预防是关键

可以说，头痛这种病很容易找上一些人。那么，如何预防它不找上我们呢？

预防措施：

（1）避免烟酒。吸烟及饮用含有酒精、咖啡因的饮料很容易引发偏头痛。

（2）保持稳定心情，避免情绪起伏过大。可以寻求放松心情的方式，如旅游、听音乐、冥想、静坐等。

（3）改变饮食习惯，保持正常体重。正常进食三餐，不要因为减肥或是太忙而忘了吃饭或是随便解决，因为均衡饮食对于提高机体免疫力有极大的功效。

（4）若工作压力过大或是工作时间过长，试着调节，小睡片刻，平衡工作、娱乐、休闲。适当的休息可以降低压力，放松心情。

（5）少吃可能引发头痛的食物，如乳酪、巧克力、味精、腌制食品或是脂肪过多过油的食物。另外，在吃冰淇淋时不要一大口吃进去，以免引发冰淇淋头痛，如果能尽量避免冷饮也是不错的方式。

（6）避免熬夜，不要过长时间工作、看电视、打电脑，每到一、两小时要休息10分钟。

最后值得提醒您的是，如果您患上了头痛等病症，经过调理一段时间之后不见好转的话，千万别忘了去医院检查头痛是不是由器官病变引起的，以免耽误病情。

抵制腹泻，不再“常驻”厕所

一、疾病误区

关于腹泻这一病症，人们在治疗方面可能也存在一定的误区。这里要说的这个误区与先前提到的感冒误区同出一辙，同样是抗生素的问题。

生活中，经常碰到很多病人一“拉肚子”就要求医生开抗生素。是不是所有腹泻病人都要用抗生素才能治好呢？其实不是这样。研究表明，我国的腹泻病人大约30%需要抗生素来治疗，70%不需要也不应该用抗生素治疗。

对于那些需要用抗生素的30%的腹泻患者来说，如不及时应用抗生素，不但腹泻治不好，甚至有生命危险。而70%的患者不应该用抗生素的就一定不要用，如果滥用，不但不利于腹泻治疗，反而带来副作用。同时，滥用抗生素还会导致耐药菌株不断增多。滥用抗生素有时还可能导致肠道菌群失调。所谓菌群失调，是指肠道原有的细菌的协调平衡关系被打破，较常见的是继发真菌性肠炎、伪膜性肠炎，严重者甚至出现血浆凝固酶阳性的耐甲氧西林金黄色葡萄球菌肠炎，死亡率很高。

那么，哪些腹泻症状需要用抗生素呢？

可以说，需要用抗生素治疗的腹泻包括：菌痢、霍乱、婴幼儿沙门菌肠炎、各种重症腹泻、免疫功能低下人群的腹泻。

然而，在大便化验结果报告未出来、诊断还未明确之前，如何大致判断是否该用抗生素呢？

第一，看大便性状，如果大便带脓血，一定要用抗生素。

第二，12岁以下的腹泻患儿，如果出现突然发热、面色苍白、四肢发凉、肌肉发紧的症状，一定要用抗生素，如环丙沙星、头孢曲松等。

第三，一些特殊人群的腹泻患者，如严重糖尿病、白血病、肝硬化、晚期癌症病人及老人，也要用抗生素。当然，应该服用什么抗生素，怎样服用抗生素，都需在医生指导下进行。

二、了解病症由来

发病机理：

（1）急性腹泻：病程多不超过3星期，其最常见原因是感染。

①食物中毒

由于食物被金黄色葡萄球菌、蜡样芽孢杆菌、产气夹膜梭状梭状芽孢、肉毒杆菌等的毒素污染，多表现为非炎症性水泻。

②肠道感染

A．病毒感染：轮状病毒、norwalk病毒、肠腺病毒感染时，可发生小肠非炎症性腹泻。

B．细菌感染：霍乱弧菌和产毒性大肠杆菌可致小肠非炎症性水泻。沙门菌属、志贺菌属、弯曲杆菌属、小肠结肠炎耶尔森氏菌、侵入性大肠杆菌、金黄色葡萄球菌、副溶血性弧菌；难辨性梭状芽孢菌可致结肠炎，产生脓血腹泻。

C．寄生虫感染：梨形鞭毛虫、隐孢子虫感染可致小肠非炎症性水泻；溶组织肠阿米巴侵犯结肠时可引起炎症、溃疡和脓血腹泻。

D．旅行者腹泻：在旅途中或旅行后发生的腹泻。多数为感染所致，病原体常为产毒性大肠杆菌、沙门氏菌、梨形鞭毛虫、溶组织阿米巴等。

E．药物引起的腹泻：泻药、高渗性药、抗菌药和某些降压或抗心律失常药，在服药期内不致腹泻。

（2）慢性腹泻：慢性腹泻的病期在2个月以上，病因比急性的更复杂，因此诊断和治疗有时很困难。

①肠道感染性疾病。如慢性阿米巴痢疾、慢性细菌性疾病、肠结核、梨形鞭毛虫病、血吸虫病、肠道念珠菌病等。

②肠道非感染性炎症。包括炎症性肠病（克罗恩病和溃疡性结肠炎）、放射性肠炎、缺血性结肠炎、憩室炎、尿毒症性肠炎。

③肿瘤。包括：大肠癌、结肠腺瘤病（息肉）、小肠恶性淋巴瘤，等等。

④小肠吸收不良。

症状是排便次数明显超过平日习惯的频率，粪质稀薄，水分增加，每日排便量超过200g，或含未消化食物或脓血、黏液。腹泻常伴有排便急迫感、肛门不适、失禁等症状。腹泻分急性和慢性两类。

急性腹泻发病急剧，病程在2～3周之内。慢性腹泻指病程在两个月以上或间歇期在2～4周内的复发性腹泻。

三、治疗期间注意事项

腹泻在治疗的过程中同样有很多细节需要遵守，否则不但起不到治病的效果，还会加重病情。

（1）腹泻时别多吃青菜。要知道，许多新鲜蔬菜如小白菜、韭菜、甜菜、菠菜、卷心菜等均含有亚硝酸盐或硝酸盐。一般情况下，这些蔬菜对身体没有什么不良影响，但若煮熟后放置过久或腌制时间太长，蔬菜里的硝酸盐被还原菌还原为亚硝酸盐，食入过量则会引起中毒。当消化功能失调或胃酸过低时，肠内硝酸盐还原菌大量繁殖，此时食入上述蔬菜，即使蔬菜非常新鲜，也会导致中毒而引起肠原性紫绀。

（2）对于腹泻患者并不提倡进行饥饿疗法，在一般情况下可继续进食。患者不能靠输液、吃补药、吃营养品来代替从正常饮食中获取全面的营养，只有营养充足才有利于疾病恢复。同时，患者还要补充足够的液体，包括洁净白水或者其他饮品，以预防脱水。

四、食疗、偏方有功效

有人认为，腹泻的时候不宜饮食，只有这样才更有利于腹泻的康复，其实不然。关于腹泻，还真有一些很不错的食疗方法，您不妨试试。

1．食疗秘方

▲食疗秘方一：茯苓白术饮

原料：茯苓15克，白术20克。

做法：将茯苓、白术洗净，放入砂锅中，加水适量，煎煮20分钟。

食法：取汁饭前饮用。

功效：健脾利湿。

▲食疗秘方二：豆豉鲫鱼汤

原料：鲫鱼1条（300克），豆豉50克，橘皮20克，胡椒、干姜各10克，黄酒20毫升，香菜末、精盐各适量。

做法：将鲫鱼剖杀，去鳞、内脏、鳃，洗净切块；橘皮、胡椒、干姜用干净纱布包好，备用。锅内加水适量，放入纱布袋，煮沸10分钟。加入鲫鱼块、豆豉、黄酒、精盐，大火烧沸，撇去浮沫，改用文火炖30分钟。拣出纱布袋，撒上香菜末即成。

食法：每日1剂。

功效：温中益气，利湿止泻。适用于脾胃虚寒所致的腹泻。

▲食疗秘方三：豆腐米醋汤

原料：豆腐300克，米醋150毫升，红糖30克。

做法：将豆腐切块，与米醋一起煮沸15分钟，加入红糖，再煮数沸即成。

食法：每日1剂，2次分服。

功效：补中益气，宽中，收敛止泻。适用于脾虚久泻。

▲食疗秘方四：莲子山药酒

原料：莲子、山药（炒）各80克，白酒1250毫升。

做法：将莲子去皮、心，与山药一起洗净，晾干，浸入白酒内，密封贮存，每日摇荡1次，15日后即成。

食法：每服15～20毫升，每日2次。

功效：养心补脾，益肾涩精。适用于脾虚泄泻、遗精、带下等。

▲食疗秘方五：莲子扁豆粥

原料：莲子12克，白扁豆9克，薏苡仁12克，大枣10枚，糯米30克。

做法：加水适量，煮粥服食。

食法：每日1次，14天为一疗程。

功效：该方具有健脾和中、化湿止泻的作用，适用于脾虚湿困引起的泄泻。

▲食疗秘方六：人参大枣粥

原料：人参3克研粉，大枣10枚，粳米100克，冰糖适量。

做法：将大枣、粳米洗净放入砂锅内，加水2000毫升，慢火煮至米开粥稠即可，再放入人参粉和冰糖。

食法：每日晨起空腹服用。

功效：适用于气血不足的慢性腹泻。

▲食疗秘方七：桃核红糖汤

原料：核桃仁25克，红糖10克。

做法：核桃仁加红糖同炒成炭，加水煎汤。

食法：每日1次。

功效：适用于腹泻。

2. 偏方

▲偏方一：用大蒜治肠炎腹泻

方法：蒜剥皮洗净，用刀削去蒜瓣的头尾和蒜的膜皮。拉肚子时，大便后先温水坐浴，再将削好的蒜送入直肠里，越深效果越好。一般情况下，放入蒜后泻肚即止，五六个小时后排便即成条形。每次放一两瓣，连放两三天，大便可正常。采用此法应注意手的消毒。

▲偏方二：糯米山药粥治腹泻

原料：糯米30克，山药15克，胡椒末、白糖各适量。

做法：将糯米略炒，与山药一起煮粥，熟后加胡椒少许，食用时加白糖适量调服。

食法：每日2次。

功效：该方健脾暖胃，温中止泻。

▲偏方三：茶叶大蒜可治腹泻

方法：用大蒜一头切片，一汤匙茶叶，加水一大碗，烧开后再煮一两分钟，温时服下，两三次即可使腹泻痊愈。

▲偏方四：盆池热水浴治疗腹泻

方法：腹泻病人，如果服用抗生素、止泻药等久治不愈，可在盆池热水中浸泡半小时左右。除头部外，身体全浸泡在热水中，水温越高效果越好，但以能耐受为宜。一般一次盆池热水浴后，腹泻就可停止或明显减轻。

▲偏方五：腹泻外治

①腹部按摩法：用手掌从腹部外围左下方开始，按逆时针方向慢慢推揉至右下腹，约3～5分钟，再在脐周、脐下按摩3～5分钟，最好产生热感，每日数次。

②转腰腹法：双手叉腰，两脚分开同肩宽，两膝微屈，臀部作前左后右的逆时针转动（俗称扭屁股），每日多次。

③按揉穴位法：重力按揉天枢穴、足三里穴，每穴3分钟左右。

④独头蒜1枚，生姜3片捣烂敷于脐上，胶布固定，每晚调换。

五、身体健康，预防是关键

为避免腹泻的发生，最后提醒大家一定要把好“病从口入”这道关，注意个人卫生和环境卫生。

预防措施：

（1）在生活中要注意做到：坚持饭前便后洗手。

（2）注意饮用水的卫生，喝开水不喝生水，生吃瓜果要用流动水多清洗几遍或削皮后再吃。

（3）夏季天气炎热，食物容易变质，吃剩的食物应及时储存在冰箱内，且储存时间不宜过长，食用前高温加热能杀灭许多致病微生物。

（4）要节制饮食，做到生熟分开。不吃或少吃凉拌菜以及易带致病菌的水产品，食具要按时煮沸消毒。

（5）不到卫生状况不好的餐馆吃饭。

轻松排便，养颜美容

一、了解病症由来

由于粪便在肠道内滞留时间过长而导致水分流失，形成干硬的粪块，致使排便次数减少、排便困难就叫做便秘。每个人的排便习惯不同，因此可根据自己的情况做出合理判断。便秘会给身体健康造成极大影响，甚至可能引发其他疾病或加重病情。因此，要提高对便秘的重视。

发病机理：

便秘主要由以下几个原因造成：

（1）心理因素。由于压力过大产生的心理负担以及随之而来的各种不良情绪可造成生理功能失调，导致便秘。

（2）饮食因素。过于精细或纤维含量少的食物经消化后产生的渣滓含量较少，不能够充分刺激肠道蠕动，从而造成便秘。饮水少或水分严重流失也会引起便秘。

（3）生理因素。某些患病人群由于无力排便或排便疼痛导致不敢排便，久而久之，形成便秘。而老年人本身机体功能已经有所下降，肠道蠕动功能减弱且肌肉动力不足，这样也容易形成便秘。

（4）其他因素。某些药物可抑制中枢神经系统的活动，长期服用会降低肠道蠕动功能，从而造成便秘。同时，老年人缺乏运动，减少了刺激排便，造成粪便长久停滞在肠道中，导致水分流失，最终生成便秘。

二、特殊疗法

（1）灌肠法

方法：将肥皂软化后切成直径1厘米、长3～4厘米的圆锥形，热水浸泡后轻轻塞进肛门，保留半小时左右取出。但如果病人肛门有病变则不宜使用此法。如上述通便方法无效时，则可用手指将体内积结的粪块取出以解除患者的痛苦。注意操作要轻柔，并认真消毒。如取便过程中患者出现异常反应暂停，查明原因后再继续操作。

注意事项：要注意动作轻柔，最好准备些肥皂条，以免刺破肠道。

（2）转腰法

方法：两足分立呈外八字形，足距略宽于肩，两膝微屈，上身保持正直，两手叉腰，目视前方，肩膀放松，呼吸自然，这是预备姿势，接着开始“转腰”。以小腹部的转动为主，以肚脐为轴心，按顺时针和逆时针方向平转，连续做小幅度圆周运动。初练时，运动量不宜大，每次以正反方向各转30～50圈即可。要视身体情况和症状轻重，慢慢增加转动圈数，并提高速度。圈数可增至200～300圈，时间为15分钟左右。转腰时动作宜和缓、连贯，重点要放在腰部和腹部。

注意事项：转腰法治疗便秘，每天做1～3次，清晨锻炼最好，睡前和饭后不宜。此法简单易行，一般连续做10～15天即可收效。

（3）推拿法

方法：全身放松，排除杂念

①神阙穴摩法顺逆各50次。

②中指点揉天枢顺逆各50次。

③揉按足三里、上巨虚穴各1分钟。

每日2次，10天为一疗程。

穴位注释：神阙穴——肚脐凹陷处；天枢穴——肚脐旁开2寸，左右各一穴；足三里穴——外膝眼下3寸，胫骨旁开一横指；上巨虚穴——外膝眼下6寸。

注意事项：治疗期间多吃蔬菜、水果，多喝水。

三、食疗、偏方有功效

对于便秘者来说，其实还是应该在饮食问题上多下工夫，相信在饮食方面合理了，便秘的情况至少会改善或者减轻。

▲食疗秘方一：决明子蜂蜜饮

原料：决明子15克，蜂蜜25～30毫升。

做法：将决明子炒焦后捣碎，加水400～500毫升，煎煮10～15分钟，取汁冲入蜂蜜。

食法：搅匀后服用，每晚1剂，或早晚分服，亦可代茶饮用。

功效：该食疗方具有清热明目、利尿通便的功效。适用于高血压、高脂血症、头痛、慢性便秘。

▲食疗秘方二：何首乌蜂蜜饮

原料：何首乌15～25克，蜂蜜20～30毫升。

做法：先将何首乌煎水，取其汁约100毫升，冲入蜂蜜即成，每天早晚各服1次。

食法：滋阴养血，润肠通便。主治便秘，尤其适用于血虚肠燥、便如羊屎者。

功效：据药理研究，首乌含蒽醌衍生物，能促进肠蠕动而起缓泻作用。

▲食疗秘方三：猪血菠菜汤

原料：菠菜500克，猪血250克。

做法：菠菜洗净切段，猪血切块，加水适量，煮汤。

食法：调味后，吃饭时当菜。每日或隔日一次。

功效：用于治疗大便秘结、痔疮便秘、习惯性便秘、老年人肠燥便秘。

▲食疗秘方四：芝麻杏仁饮

原料：黑芝麻10克，甜杏仁8克，冰糖适量。

做法：将黑芝麻拣去杂质，洗净，用小火烘干；杏仁洗净，晾干表面水分，将黑芝麻和杏仁捣烂。用沸水冲泡。

食法：加入冰糖，即可饮用。每天1～2次。

功效：润肠通便，润肺止咳。用于便秘及肺阴不足之久咳少痰等。对肺阴不足，燥性虚性之咳嗽等也有辅助治疗作用。

▲食疗秘方五：百合蜂蜜饮

原料：百合50克，蜂蜜、白糖适量。

做法：百合加水煮至熟透，加入蜂蜜、白糖。

食法：调匀后食用。

功效：该食疗方具有滋阴润肠的功效。适用于阴虚便秘，症见大便干结如羊粪、手足心热、咽干口燥者。

▲食疗秘方六：菠菜粥

原料：新鲜菠菜200克，粳米150克。

做法：粳米煮成粥。菠菜洗净，用沸水烫至半熟，切碎，放入煮好的粥锅内，拌匀后煮沸。

食法：根据个人口味调味后食用，每日2次。

功效：该食疗方具有调中润肠、清热通便的功效。适用于习惯性便秘、痔疮出血。

四、身体健康，预防是关键

一般来说，尽管便秘并不算是大病，然而由它引发的病症（如直肠癌等）以及它发病时所带来的痛苦都是不可忽视的。因此，对于那些尚未患上此病的人们应该及时预防。

预防措施：

（1）减少食用精细面粉、大米等渣少食物，多吃润肠软便食物。

（2）养成良好的排便习惯。在便意出现时应及时排便，避免在体内停止过久。最好每天定时排便，并且正确的排便姿势也有利于排出粪便。老年人最好采用坐便的方式。

（3）进行适度的体育锻炼。积极参加运动健身可以改善消化道功能，增加肠道蠕动功能，有利于食物推进，并增强肌肉的收缩功能，从而有效防止便秘。

缓解视疲劳，眼睛更明亮

一、了解病症由来

随着世界的发展，必然会引发出一系列的现代病，诸如视疲劳就是现在很普遍的一种病患。可以说，儿童常患的近视症以及上班族的视力下降等情况都是由视疲劳引发的。

发病机理：

视疲劳是目前眼科常见的一种疾病，患者的症状多种多样，常见的有近距离工作不能持久，出现眼及眼眶周围疼痛、视物模糊、眼睛干涩、流泪等，严重者头痛、恶心、眩晕。它不是独立的疾病，而是由于各种因素导致的一系列的疲劳综合症。专家分析认为，诱发视疲劳主要有以下几个因素：

（1）眼部因素：引起视疲劳的有调节异常，如远视眼、散光、屈光参差、老视等；可因眼肌力量不平衡，隐斜为了维持正常眼位，保持融合功能，部分眼肌过度紧张等而发生视疲劳；还有屈光参差，术后单眼无晶体，眼镜度数相差悬殊可引起影像不等，融合困难而发生视疲劳。

（2）环境因素：照明度低易发生疲劳，温度高易疲劳，声音噪大易疲劳，生活节奏紧张易疲劳。微机、电视、监视仪等阴极射线管已大量进入工作和学习环境，如长时间注视操作易发生视疲劳，还常有手、颈、肩、腰、头或眼眶的酸痛感。

（3）全身因素：身体衰弱或疲劳，或有全身性疾病如瘾病、更年期、贫血、甲亢，病后恢复期，分娩或哺乳期等，可有眼的耐受力降低，往往用药物和矫正眼镜难以消除症状。

二、特殊疗法

（1）转眼法

方法：选一安静场所，或坐或站，全身放松，清除杂念，二目睁开，头颈不动，独转眼球。先将眼睛凝视正下方，缓慢转至左方，再转至凝视正上方，至右方，最后回到凝视正下方。这样，先顺时针转9圈。再让眼睛由凝视下方，转至右方，至上方，至左方，再回到下方。这样，再逆时针方向转6圈。总共做4次。

功效：这种转眼法可以锻炼眼肌，改善营养，使眼灵活自如，炯炯有神。

注意事项：每次转动，眼球都应尽可能地达到极限。

（2）眼呼吸凝神法

方法：选空气清新处，或坐或立，全身放松，两目平视前方，徐徐将气吸足，眼睛随之睁大，稍停片刻，然后将气徐徐呼出，眼睛也随之慢慢微闭，连续做9次。

（3）熨眼法

方法：静坐，全身放松，闭上双眼，然后快速相互摩擦两掌，使之生热，趁热用双手捂住双眼，热散后两手猛然拿开，两眼也同时用劲一睁，如此3～5次，能促进眼睛血液循环，增进新陈代谢。

（4）洗眼法

方法：先将脸盆消毒后，倒入温水，调节好水温，把脸放入水里，在水中睁开眼睛，使眼球上下左右各移动9次，然后再顺时针、逆时针旋转9次。刚开始，水进入眼里，眼睛难受无比，但随着眼球的转动，眼睛会慢慢觉得非常舒服。在做这一动作时，若感到呼吸困难，不妨从脸盆中抬起头来，在外深呼吸一下。

功效：能洗去眼中的有害物质和灰尘，还对轻度白内障有效，并能改善散光、远视、近视的屈光不正程度。

三、食疗、偏方有功效

有些茶对抵抗视疲劳来说有着一些特殊的功效，下面就介绍一些对抗视疲劳的茶疗法。

▲食疗秘方一：枸杞茶

功效：枸杞子含有丰富的β胡萝卜素、维生素B_1、维生素C、钙、铁，具有补肝、益肾、明目的作用，因为本身就具有甜味，不管是茶或是像葡萄干一样当零嘴来吃，对计算机族的眼睛酸涩、疲劳、视力加深的问题都有很大的帮助。

▲食疗秘方二：决名子茶

功效：决名子有清热、明目、补脑髓、镇肝气、益筋骨的作用，若有便秘的人还可以在晚餐饭后饮用，对于治疗便秘很有效果。

▲食疗秘方三：菊花茶

功效：有明目清肝的作用。有些人就干脆菊花加上枸杞一起泡来喝，或饮用蜂蜜菊花茶对疏肝解郁都很有帮助。

四、身体健康，预防是关键

大多数的视疲劳并非是由病变引起的，而是由用眼不卫生的习惯及营养问题引发的。因此，在预防上要轻松得多。

预防措施：

（1）注意维生素的摄入

对眼睛有益处的维生素、脂溶性维生素中的A和E，水溶性维生素中的B和C都很重要。

维生素A主要存在于蛋黄、牛奶、鱼肝油及黄色、绿色蔬菜等食物中；维生素E则主要存于坚果及小麦胚芽中，但补充维生素E时，要特别注意本身尿酸值的高低，以免引起痛风发作；维生素B族，这在牛奶、瘦肉、蛋及酵母制品中含量丰富；维生素C则以深绿色或黄红色蔬菜和水果中含量最高，如番石榴、柠檬、柑橘等。因此，平时在饮食方面应该留意一下这些营养的摄入。

（2）避免长时间连续操作电脑

注意中间休息，通常连续操作一小时，休息5~10分钟。休息时可以看远处或做眼保健操。

（3）创造并保持良好的工作环境

周围环境的光线要柔和，电脑显示器的亮度要适当，清晰度要好。安装过滤镜，以防止反射光。减弱背景光线，并可装置辅助照明设备。

（4）养成良好的用眼习惯

千万不要采用或躺或卧的姿势看电视。看书时，不要将眼睛太靠近书本。

（5）出现眼疾及时就医

一旦出现眼睛干涩、发红，有灼热或有异物感，眼皮沉重，看东西模糊，甚至出现眼球胀痛或头痛，休息后仍无明显好转，那就需要到医院及时就医。

让晕车成为历史

一、明确症状

晕机、晕船和晕车是旅行中常见的现象，是运动病的一种，在现实生活中有不少人都患有此种病症。

症状：

表现为恶心、唾液分泌增加、头痛、头晕，随之开始呕吐，呕吐呈喷射状，严重的甚至吐出胆汁或血。病人脸色苍白，出冷汗，脉搏加快，血压降低，体温下降，严重者可昏倒，这些症候群是对运动状态不习惯的反应。

二、特殊疗法

对于晕车、晕船而言，人们常常会采取药物控制的办法来缓解和治疗晕车、船、机等出现的症状。然而，也有一些非常规疗法同样具有药物的疗效，甚至有的很简单易行。

（1）口含鲜姜片

方法：上车前将鲜姜洗净切片后装入塑料食品袋内备用。上车后取出一片放入嘴里含吮。味淡后更换新姜片，可预防晕车。

（2）风油精涂抹穴位

方法：在乘车前，将风油精搽在太阳穴、风池穴或肚脐眼处，在乘车中用药膏敷在上面，防止晕车效果明显。

（3）膏药贴肚脐疗法

方法：上车前取一块伤湿止痛膏贴在肚脐上，可减轻晕车的症状。

三、身体健康，预防是关键

如果在上车前，或者平时做一些有注意缓解晕车、船、机等的一些措施，相信还是会起到一定作用的。

预防措施：

（1）在乘机（车、船）前注意不要饮酒，避免饮食过饱或过饥。这样能够减少腹中脏器的震动，亦有助于减轻症状。

（2）尽量坐在车厢、机舱的前部中央，可因受震荡较少而减轻发病症状。

（3）在平时多参加体育锻炼，尤其是诸如跳绳或者前滚翻、后滚翻之类的运动。这样有助于我们加强对小脑的锻炼，达到更好的防治目的。

（4）消除紧张情绪。在乘车之前对于一些有晕车习惯的人应该先调整呼吸，消除紧张感。上车后宜端坐，双手护于丹田，双眼微闭，不看近处迅速掠过的物体，并配合意念屏气做深呼吸，可减轻车辆震动对人体内脏的影响。

口腔溃疡不用愁，及时治愈不再难

一、疾病误区

口腔溃疡多数发生在20～50岁之间。发病时多伴有便秘、口臭等现象。一般人认为，口腔溃疡会在7～10天内自行痊愈。可问题是许多病人的病情往往表现得反反复复，时好时坏。

每年到秋冬季节，总是有很多人备受口腔溃疡的“摧残”，严重的连喝水、吃东西都有困难。长辈们总是习惯性地解释说：“秋冬天，火气大”。

而“上火”诱发口腔溃疡也一直误导着人们的思想观念，导致一些人吃了大量的“败火”药，对于口腔溃疡却根本没有起到丝毫的作用。

二、了解病症由来

对于上火诱发口腔溃疡疾病这一误区，医学界早就有了定论，认为口腔溃疡主要是由以下几个因素导致的。

发病机理：

（1）病源为病毒感染

最近医学界经过临床及免疫学研究，已确定口腔溃疡病源为病毒感染，而导致口腔溃疡的两种病毒分别为人类巨细胞病毒和EB病毒（非洲淋巴细胞瘤病毒，一种疱疹病毒）。一旦感冒、压力大、身体疲倦或精力不足、免疫力差时，病毒就会发作。

（2）精神压力是溃疡的诱因

专家认为，现代人生活紧张，精神压力大，口腔溃疡是一种因生活形态导致的“文明病”。事实上，根据医生的临床观察，口腔溃疡患者有许多是在过度疲劳后发病的。

（3）遗传因素所致

口腔溃疡也被认为与遗传、激素等因素有关，如女性月经前口腔溃疡会有恶化情形，更年期女性也有病例增多现象，但怀孕期女性则发病率较低。这些现象都显示溃疡的发生受激素变化的影响。

三、食疗、偏方有功效

尽管口腔溃疡发作起来会给我们的喝水、饮食带来极大的痛苦，一般的药物很难起到立竿见影的作用，不过有一些偏方对它倒是很有疗效。

1．食疗秘方

▲食疗秘方一：生食青椒

方法：挑选个大、肉厚、色泽深绿的青椒，洗净蘸酱或凉拌，每餐吃两三个，连续吃3天以上。

▲食疗秘方二：西瓜盐水

方法：将西瓜红瓤吃完，青瓤部分切成小薄片含在口中，最好贴在生疮部位。含3～5片即可减轻，重者晚间临睡前加用淡盐水漱口，效果更好。

▲食疗秘方三：凉吃腌苦瓜

方法：将苦瓜洗净去瓤、籽，切成薄片，放少许食盐腌制10分钟以上。将腌制的苦瓜挤去水分后，加味精、香油搅拌，当凉菜吃。

▲食疗秘方四：绿豆蛋汤

方法：将50克绿豆煮烂，用滚开的绿豆汤冲服一个鸡蛋，每日1～2次，数日即有显著疗效。

▲食疗秘方五：大蒜泥外敷

方法：晚上临睡前，将大蒜4小瓣或两大瓣捣成蒜泥，涂在一块方寸大小的塑料或油纸上，形似膏药，贴于脚心，用医用橡皮膏贴住，再用绷带缠一下，最好再穿上袜子，以防移位。第二天外出时揭下，晚上睡前再贴一剂新的。注意：皮肤过敏者慎用。

2. 偏方

▲偏方一：口含白酒

方法：口中含高度数的白酒，早、中、晚共含3次，一次含20分钟，含后将酒吐出。含白酒时口疮处较疼，坚持几天，口疮可好转。

▲偏方二：茶叶疗法

方法：口腔内唇、舌等处黏膜溃疡时，嚼一小撮茶叶，半小时后吐掉。多嚼几次，可治口疮。

▲偏方三：葱白皮内敷

方法：用刀子将葱白削下一层薄皮，有汁液的一面贴于患处。一日2～3次，三、四日后即愈。

▲偏方四：蜂蜜疗法

方法：将蜂蜜少许直接置于患处，尽量让蜂蜜在口腔中存留时间长些，然后用白开水漱口咽下，一天2～3次。

▲偏方五："六味地黄丸"疗法

方法：从六味地黄丸上取一小块放在患处，把嘴闭紧约10分钟。两三次后，口腔溃疡即可好转。

▲偏方六：风油精疗法

方法：刷牙漱口后，在患处涂风油精，每日两次，若临睡前再涂一次，则效果更佳。

▲偏方七：明矾疗法

方法：将适量明矾放在勺里，文火加热，待明矾干燥成块后，取出研成细面，涂于溃疡患处，每天4～5次，可有效治疗口腔溃疡。

四、身体健康，预防是关键

有些人经常反复发作口腔溃疡，深受口腔溃疡的病痛之苦，他们极迫切地需要找到一些预防口腔溃疡疾病的方法及措施来缓解痛苦。那么预防口腔溃疡到底有哪些办法呢?

预防措施:

(1)注意口腔卫生，避免损伤口腔黏膜，避免辛辣性食物和局部刺激。

(2)保持心情舒畅，乐观开朗，避免遇到事情就着急。

(3)保证充足的睡眠时间，避免过度疲劳。

(4)注意生活规律性和营养均衡性，养成一定排便习惯，防止便秘。

(5)多吃新鲜水果和蔬菜可以清理肠胃，同时由于口腔溃疡也可能因缺乏维生素B_2引起，可多吃蔬菜和小麦胚芽，并补充维生素C和锌。

止住脱发，让秀发飞扬

一、了解病症由来

人平均有10万根头发，每天脱落100根以内是正常的，那部分脱落的头发会被新生的头发所代替，这是正常的新陈代谢过程。当然，谁也不会有功夫每天去数掉了多少根头发。

那么怎样才算脱发呢？大体可以这样认为，只要不见秃斑而头发也不显稀疏就不能算脱发。

发病机理：

脱发的原因很多，可分为以下几种：

（1）生理性脱发。如妊娠、分娩后脱发。

（2）病理性脱发。主要由各种疾病引起，如伤寒、肺炎、痢疾等急性传染病，麻风、头癣等慢性传染病以及贫血、白血病、癌肿等疾患。

（3）皮肤病引起脱发。如脂溢性脱发、剥脱性皮炎、红斑性狼疮和硬皮病等，内分泌失调如甲状腺或脑垂体前叶功能减退等，也会引起脱发。

（4）缺乏营养引起脱发。如长期缺乏制造头发的主要原料胱氨酸以及形成毛发所必需的维生素A、B_2、B_6等，均可使毛发脱落。

（5）神经、精神因素。如斑秃可在脑震荡、外伤后、情绪紧张时发生或加重。

（6）服用氨蝶呤钠或环磷酰胺等免疫抑制药、X线照射、先天发育不良、遗传性因素以及机械性摩擦，如婴、幼儿枕部的脱发等，都可能是引起脱发的原因。

二、特殊疗法

这里提到的特殊疗法主要是指中医中的一些疗法。

（1）内服方：

可由中医师根据病情辩证施方，大体以滋阴补肾，益气养血为主。

（2）内服中成药：

七宝美髯丹、神应养真丸、二至丸等。

（3）外用方：

方一：川椒5克，辣椒5克，加米醋100毫升制成。每天搽患处2～3次。方二：透骨草30克，皂角30克，水煎外洗，每3日1次，适用于脂溢性脱发。

三、治疗期间注意事项

少吃油荤、甜食、辛辣刺激物，戒烟酒；多食蔬菜、水果，保持大便通畅。药物性脱发，则应根据病情不同而慎用有关药物。

产后脱发是因产后雌激素水平突然下降的缘故，没有必要用药防治，保持精神愉快，一段时间以后，新的头发自然就会长出来。

四、身体健康，预防是关键

脱发在治疗上的确有一些难度，故而就应该在预防措施上多下工夫，争取将其排除在我们的病历之外。

预防措施：

（1）保持充足的营养：每天摄入足够的蛋白质和维生素，对防治脱发相当重要，可有意识地多食红枣、黑豆、芝麻等。

（2）掌握科学的洗头方法：洗头时要选用碱性不大的肥皂或软肥皂，最好用专门的洗发水。洗头不可过频，头皮油质较多的可3天洗一次；头皮不多的，5天洗一次。

（3）头发应当经常梳：梳头并不是单纯为了整齐成型，而更重要的是为了反复刺激、按摩头皮，使其血液循环旺盛，以增加头皮的营养。故选用单排锐齿的梳子是不适宜的，应选用多排钝齿梳子。

（4）脱发与精神因素有关：切忌精神紧张和忧郁寡欢，要坚定治疗信心，保持乐观情绪。

远离痱子烦恼，轻松度过夏季

一、了解病症由来

痱子是夏天的最常见皮肤病之一，一些小孩及身体肥胖者较容易患上。

症状：

仅从痱子的症状表现来看，其主要可以分为三类：

（1）红痱（红色粟粒疹）

因汗液在表皮内稍深处溢出而成，临床上最常见，任何年龄均可发生。好发于手背、肘窝、颈、胸、背、腹部、女性乳房下以及小儿头面部、臀部，为圆而尖形的针头大小密集的丘疹或丘疱疹，有轻度红晕。皮疹常成批出现，自觉轻微烧灼及刺痒感。皮疹消退后有轻度脱屑。

（2）白痱（晶形粟粒疹）

汗液在角质层内或角质层下溢出而成。常见于高温，并有大量出汗、长期卧床、过度衰弱的患者。在颈、躯干发生多数针尖至针头大浅表性小水疱，壁极薄，微亮，无红晕。无自觉症状，轻擦之后易破，干后有极薄的细小鳞屑。

（3）脓痱（脓疱性粟粒疹）

痱子顶端有针头大浅表性小脓疱，临床上较为少见，常发生于皱褶部位，如四肢屈侧和阴部，小儿头颈部也常见。脓疱内容常无菌，或为非致病性球菌，但溃破后可继发感染。

二、食疗、偏方有功效

其实痱子并不难治疗，在这里我们介绍一些比较使用的秘方、偏方，相信能使您在治疗痱子的过程中倍感轻松的。

1. 食疗秘方

▲食疗秘方一：清凉去痱饮

原料：绿豆60克，银花10克，薄荷3克。

做法：煮水加糖。

食法：代茶饮用。

功效：清凉去痱。

2. 偏方

▲偏方一：桃叶煎水原料

做法：用鲜桃叶50克、水500毫克，煎熬到剩一半水，用该水洗擦痱子，几次就可治愈痱子。

功效：桃叶中含有单宁成分，具有消炎止痛止痒的功效。

▲偏方二：桑叶等碾末外敷

原料：200克干桑叶、5克冰片、20克绿豆和50克炉研石。

做法：将这些原料研成粉末。用桑叶熬叶汤擦洗痒处，一日两次，约一周即可见效。

功效：去痱止痒。

▲偏方三：鲜薄荷叶浸酒精

原料：鲜薄荷，医用酒精。

做法：将鲜薄荷叶洗净，装入容器中，倒入医用酒精（药房有售），没过叶子。一天后酒精成浅绿色即可使用。将该酒精涂患处，一天3次。

功效：去痱止痒。

▲偏方四：苦瓜汁

原料：苦瓜。

做法：把新鲜苦瓜洗净，剖开去籽，切片放入粉碎机打成汁，用汁涂患处，两小时涂一次。

功效：去痱止痒。

三、身体健康，预防是关键

相信，在炎热的夏季预防痱子的产生要比如何治疗痱子更重要，毕竟能够免去一场“皮肉折磨”。

预防措施：

（1）预防痱子应注意环境通风，避免过热。

（2）注意皮肤清洁卫生，勤洗澡换衣，宽松，保持皮肤干燥。

（3）在炎热的夏季卧床病人及婴儿睡觉时，应多予以翻身。

（4）孕妇穿衣不宜过多；浴后在皮肤皱褶部位可扑些痱子粉。

让牙痛不再“要命”

一、了解病症由来

“牙疼不是病，疼起来真要命。”一直是广为流传的一句俗语，但其实并不科学，因为牙疼是一种口腔疾病的症状，尤其是在得了蛀牙的情况下，那真是吃不下，睡不着，自己难受，家人也很心疼。那么，要是真的得了蛀牙应该怎么办呢?

牙痛是各种牙病的最明显的症状，千万不能忽视。一旦发生牙痛，要及时治疗，才能更好地保护牙齿健康。

发病机理:

引起牙痛的原因很多，只有针对牙痛病因治疗，才是治疗牙痛的治本之策。引起牙痛的6大祸首有:

（1）龋齿俗称“虫牙”或“蛀牙”，真正病因至今尚不十分明确。不论乳牙或恒牙都可以发生龋齿。龋齿可造成咀嚼能力丧失，严重时可发生牙髓炎、牙周脓肿、颌骨骨髓炎等并发症，危害全身健康。

（2）急性牙髓炎。牙髓炎俗称牙神经痛，多半是由龋齿的感染发展到牙髓腔而引起，是造成牙痛剧烈的主要原因。

（3）急性智齿冠周炎，主要是因第三磨牙位置不正，牙冠面上部分有牙龈覆盖，常有食物嵌塞，易造成细菌滋生感染，并发生炎症，导致牙龈红肿，持续疼痛，有时伴有喉咙痛和嘴张不大。造成智齿牙冠周围的炎症即冠周炎。

（4）牙釉重度磨耗。牙釉俗称珐琅质，牙齿因长久担负着咀嚼食物的功能，最外面一层牙釉质逐渐被磨耗，使第二层牙本质暴露。因牙本质中有神经末梢的分布，故遇有冷热或机械性的刺激时，就可感到酸痛。

（5）牙颈部楔状缺损。由于牙龈萎缩和牙刷毛太硬，在牙面接近牙龈部分，牙釉质很薄，常可因刷牙时刷毛的摩擦，将釉质磨除，暴露的牙本质较软，被刷毛磨成较深的凹陷，就会感到酸痛。

（6）某些特殊人群也可能出现牙痛，如高血压患者的牙髓充血，糖尿病患者的牙髓血管发炎坏死等原因都可引起牙痛。

二、食疗、偏方有功效

当你牙痛难当的时候，相信吃上一两粒去痛片并不能立竿见影地止住牙痛，不过下面有一些秘方、偏方或许能帮得上忙。

1. 食疗秘方

▲食疗秘方一：吃松花蛋

方法：每天吃1～2个松花蛋，可缓解牙痛，如一次没止住，过5～6个小时后再吃两个。

功效：可缓解牙痛

▲食疗秘方二：酒烧蛋清法

方法：取度数较高的白酒半两，放在瓷碗内点燃。取鸡蛋清适量，倒入点燃的白酒中。当火焰自灭后，晾温饮下，可以消除或缓解胃火上犯和风热侵袭引发的风火牙痛。

功效：治疗风火牙引起的疼痛

▲食疗秘方三：蜂巢豆腐法

方法：取豆腐一块，切成方丁，取一碗清水与豆腐一起倒入锅内，用文火煮1小时左右。待豆腐变硬，表面出现蜂巢般空洞时，取出装盘，淋上少量酱油食之即可。

功效：治疗风火牙引起的疼痛

2. 偏方

▲偏方一：生姜片疗法

方法：生姜能止牙痛，这是因为生姜含有姜醇、姜烯、柠檬醛和辣素等成分，这些成分具有消炎、镇痛和杀菌作用。

在牙痛时，只要切一小片生姜咬在痛处即可止痛。可重复使用，晚上睡觉时也可将其留在口中。

▲偏方二：大蒜治牙痛三法

方法1：在牙痛时，把大蒜瓣顶部掰个口，让蒜汁溢出，往痛处擦抹数次，可止疼痛。

方法2：把大蒜捣烂，取少量敷在双手合谷穴位上，对牙本质过敏性疼痛有良好的镇痛作用。

方法3：将独头蒜去皮放在火炉上煨熟，趁热切开熨烫痛牙处，蒜凉后再更换，连续多次。有龋齿的人牙痛时，把牙洞里的东西剔出来，塞进一点蒜泥，可以止痛防腐。

▲偏方三：花椒治牙疼两法

方法1：把1～2粒花椒放入患处咬实，半分钟后牙疼即止。

方法2：取5～10克干花椒，放入小不锈钢锅内，加入适量纯净水，在火上煮开后再煮3～5分钟即可，晾放温后加入50克白酒（二锅头就行），待凉后将此花椒水过滤，倒入小玻璃瓶内，牙疼时用棉花蘸此水塞入牙疼的部位咬住即可，塞入牙窟窿里效果更好。

▲偏方四：醋治牙痛

方法：牙齿疼痛时，可用醋煮枸杞、白芨漱口，有显著的止痛作用。另外，刷牙时在牙膏上滴几滴醋，可消除牙齿上的烟垢、茶垢，保持牙齿洁白。

▲偏方五：酒治牙痛三法

方法1：将100克白酒和10克食盐放入容器中，搅拌至食盐完全溶化，然后将其烧开，待温度适宜后，将该液体含在疼痛的地方，即刻便能止住牙痛。

方法2：将两个生鸡蛋浸入白酒中，然后将白酒点燃，同时用木筷翻动鸡蛋，在保证鸡蛋焦而不破的情况下，燃烧20分钟左右，再将鸡蛋取出，趁热食用（注意食用时要在牙痛处反复咀嚼），几分钟后即可止牙痛。

方法3：牙痛时取适量酒煮黑豆，然后用豆汁酒频频漱口，几次就可缓解疼痛。

三、身体健康，预防是关键

牙痛痛起来的确能够让人受尽折磨，甚至有种“生不如死”的感觉。因此，有效地预防牙痛的产生，是解决这一问题的关键所在。

预防措施：

（1）正确刷牙：这是去除牙菌斑的有效方法。正确刷牙的要点是：刷毛与牙面约呈45度，顺着牙缝竖刷。上牙往下，下牙往上，咬合面前后来回刷。而不是拉锯式的横刷，那样会损伤牙齿和牙龈。每次刷牙3分钟，早晚各刷一次，并持之以恒。

（2）合理饮食：甜食是大人、孩子都喜欢的食品，其中含有大量的糖和淀粉，例如糖果、巧克力、饼干和糕点等。尤其是黏性大的甜食易黏附在牙面上，为牙菌斑中的致龋菌提供了充足的养分，经代谢后产生的有机酸致龋性很强。因此，要少吃甜食，尤其不要在睡前吃，睡前饮食后要刷牙。

（3）其次就是注意培养口腔清洁的好习惯，养成饭后漱口的习惯，避免口中的食物残渣危害牙齿健康。

（4）保持好的心情，避免时常着急上火的行为发生，同样是避免牙痛的好方法。

搞定“落枕”，还脖子自由

一、了解症状

落枕又称“失枕”，是颈项疼痛、活动不利的一种疾病。轻者4～5天自愈，重者可延至数周不愈，从而影响正常的工作和学习。

症状：

（1）晨起颈项部疼痛，活动不利，多见一侧，亦可见两侧。病情较重者可延及头和肩背部。

（2）患者头部倾向患侧，旋头时常与上身同时转动，以腰部活动代偿颈部活动，颈部一侧或双侧疼痛，转动时疼痛加剧，其痛可向背部或肩部放射。同时，可于患侧找到明显的压痛点。

二、特殊疗法

对于落枕来说，最有效的疗法莫过于推拿按摩疗法了。

方法：患者端坐凳上，术者用拇、食、中三指分别按压在天柱、风池等穴，约3～5分钟，往下推按数次，以弹筋手法，捏拿患侧肩部肌肉数次，并向左右前后旋转和摇摆头颈部数次，继而以一手托其头后，一手托其下颏，使头略呈仰位，用两手左右旋转其头，待患者能主动配合至头的旋转流利无阻时，可突然向患侧加大活动范围（使下颏角处于锁骨前缘）。在活动过程中，会听到发出清脆的弹响声音，略停片刻，随即将下颏角旋向健侧同样位置，最后用理顺手法，徐徐在颈后和肩部按摩3～5分钟以理顺筋肉。

三、食疗、偏方有功效

对于落枕来说，您可能认为没有什么很好的方法去除病痛，任由其疼痛或者贴块儿风湿膏了事。其实对于落枕来说，还是有一些很有用的秘方偏方的，不信您去试试。

▲偏方一：食醋疗法

方法：取食醋适量，加热至不烫手为宜，然后用纱布蘸热醋在颈背痛处热敷，可用两块纱布轮换使用，使痛处保持一定的湿热感，同时活动颈部，每次30分钟，每日2～3次。

▲偏方二：白酒生姜疗法

方法：当落枕程度较轻时，先将适量白酒洒于手心，用酒按摩有酸痛感的颈项部位至发热，然后取生姜切片，随头颈部轻轻摇动来回擦拭。此方可调和气血，疏风散邪，缓解或消除落枕。

▲偏方三：扭头疗法

方法：每天左右扭转头部，扭转要循序渐进，开始要慢，幅度要小，可以慢慢增加次数和幅度，扭转时要使脖子尽量向上伸，因人而异，不可强求，长期坚持有显著疗效。

▲偏方四：中药疗法

原料：葛根30克，菊花15克，生白芍24克，柴胡12克，生甘草9克。

做法：用水煎取药液，再加红糖30克调服，一次服下，服药后卧床休息1小时，出微汗。

食法：每日1剂，一般服药2～4次即愈。

四、身体健康，预防是关键

可以说，落枕的原因其实并不复杂，因此在预防措施方面也很容易办到。相信，只要我们能够注意生活中的一些习惯问题，落枕便不会发生在我们的脖子上。

预防措施：

（1）积极治疗风湿宿疾，防止疲劳过度而眠。

（2）坚持头颈部适当活动和按摩，可配合局部热敷。

（3）睡眠姿势要正确，枕头高低、硬度要合适。

（4）注意保暖，免受风寒。

有效对抗打嗝，避免尴尬情况

一、了解病症由来

生活中，人们都出现过打嗝的时候。这其实也是一种病患，为什么呢？因为很多人出现打嗝情况的时候，一般都是不间断地、不自主地进行的，而且基本是忍不住的。倘若在公共场合发病，还会引来众人非议的目光。

发病机理：

打嗝，医学上称“呃逆”，是膈肌不自主的间歇性收缩运动，空气突然被吸入呼吸道内，并伴有吸气期声门突然关闭而发出一种特别的短促声响。膈肌连续收缩使胸腔内压力减低，可产生胸内的不适感。健康人受精神刺激或快速吞咽干燥食物而同时较少饮水，可发生呃逆，但能自行消失。引起其产生的主要原因有以下八个方面。

（1）喝饮料太多。如果喝了很多饮料，把胃塞得满满的，就冲淡了消化液，消化液浓度越低，打嗝就会越重。

（2）服用阿司匹林等易冒泡的药物。有些药片，例如阿司匹林，溶解在水里会冒出碳酸气。这种碳酸气会引起打嗝。

（3）充气饮料。从香槟酒瓶或者可乐罐里冲出来的压缩气体以同样的力量从消化系统冒出来。这些东西让消化系统充满过量空气，从而引起打嗝。

（4）焦虑情绪。当你处于精神压力大的状态，身体对氧气的需求就会增加，结果就会像鱼那样机械地用嘴吸进很多空气，引起打嗝。

（5）热咖啡或热茶。热咖啡或热茶的蒸汽会随大量空气一起吸入体内，并且为了让热的东西很快冷却，你会吹气，这样也会把大量空气吸入体内，所以要等热咖啡或热茶稍凉再喝。

（6）吃饭太快。在快餐店用餐后常会打嗝。匆匆忙忙进食的时候，会吸入很多空气。所以不要一下子就把盘里的食物消灭了，应该小块小块地吃，细嚼慢咽。

（7）吃饭说话太多也会引起打嗝。

（8）某些疾病。伴随打嗝，胃里发出咕噜咕噜声，随打嗝有时会发出异味，如果异味是酸味，表明胃酸过强；如果是苦味，表明胆汁剧增；如果是腐烂（臭鸡蛋）味，则和硫化氢有关，食物糊状物长时间阻留在胃里形成硫化氢。此时就要找医生求治了，因为这样的嗝和胃病、肠病、肝病、胆囊等疾病有关。

二、身体健康，预防是关键

可以说，对于打嗝这种病患来说医学上尚无较好的方法来治疗，因此预防便成了最好的治疗手段了。

预防措施：

（1）进餐时，尽量不喝矿泉水、果汁或其他饮料。因为胃里喝了很多饮料，将整个胃塞得满满的，必然会冲淡了消化液，消化液浓度越低，极易诱发打嗝。

（2）在服用阿司匹林等易冒泡的药物的同时服用凝胶，它能击碎大的碳酸气泡使其变成小泡，容易被血液吸收，并迅速在胃里破灭。

（3）不要喝用吸管的饮料，不嚼口香糖。这些东西让消化系统充满过量空气，从而引起打嗝。

（4）运用恰当的方法，调节过大的心理压力，这样也能防止打嗝的发生。

（5）吃饭的时候，要细嚼慢咽。将食物小块小块地吃。保证足够的用餐时间，不要急于赶路。

（6）吃饭时最好安静地吃。如果已出现打嗝，可以尽量地憋气，在你觉得下一个嗝来临时，把食物吞下。如此2～3次，然后，深呼吸一下，接着再重复前述动作。

当然，如果打嗝的时候经常出现难闻的气味，您不妨去医院查明原因，看看是否是由病变引起的。如果是的话，应该及时采取正规相应的手段进行治疗。

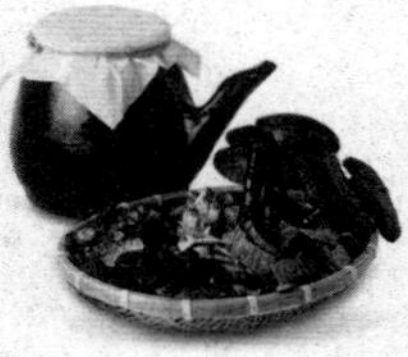

第二章

医、食双管齐下，让中度疾患不再蔓延

生活中可能有一些人懂得治疗一些疾病的小常识，也曾经自己治愈过一些小病。然而，对于一些常见的中度疾患，可千万别自作主张、不当回事儿。关于这些疾病，还是先去医院接受正规治疗为妙，以免耽误治疗加重病情。当然，如果想早日康复的话，亲自动手食补一番也是很不错的选择。这样“双管齐下”的做法，必定会让这些中度疾患迅速治愈的。

抑制细菌，让细菌性痢疾无处藏身

一、了解病症由来

闹痢疾相信每个人都经历过，不过不同的是，闹痢疾的程度及病痛却不一样。为什么呢？这就在于痢疾也是有区分的，在这里我们说的是细菌性痢疾。

发病机理：

细菌性痢疾大都是由痢疾杆菌引起的急性肠道传染病，简称菌痢。主要借染菌的食物、饮水等经口感染。无论男女老幼，对本病普遍易感，好发于夏秋季。以结肠化脓性炎症为主要病变，并伴有全身中毒症状。

症状：

（1）急性菌痢

发热、腹痛、腹泻日十余次至数十次，里急后重，脓血黏液便，左下腹压痛等，严重者可出现脱水、极度衰竭、四肢厥冷、意识模糊、谵妄或惊厥、血压下降以致休克。

（2）中毒性菌痢

多见于2～7岁儿童，发病急，病情发展快，突起高热（少数体温不升），腹泻一般较轻（成人腹泻较明显），迅速出现精神萎靡，面色青灰，四肢厥冷，呼吸微弱而浅表，反复惊厥，神志不清，皮肤发花，指甲毛细血管充盈时间延长，可导致呼吸和循环衰竭。这种菌痢又分为：

①休克型，主要表现为周围循环衰竭。

②脑水肿型，主要呈颅内压增高或脑疝的表现。

③混合型，以上两型症状兼有，为最凶险的一型。

（3）慢性菌痢

病程经过2个月以上拖延不愈或多次发作，时发自愈，有不同程度腹部症状，腹痛腹胀，便秘与腹泻交替出现，大便常带有黏液或脓血。或无自觉症状，但大便配以阳性、乙状结肠镜检有异常者，或因饮食不当、受凉、劳累等因素而引起急性发作，但症状较急性者为轻。

二、治疗期间注意事项

（1）急性期流质饮食，每3～4小时进餐。禁用牛奶、菜泥、鸡蛋等不易消化食物。宜选用米汤、藕粉、马蹄粉、蛋汤、滤过菜汁、果汁等。

（2）出汗多、腹泻量多者，多饮盐开水，当菌痢好转后采用无渣少油和富于营养的半流质饮食，如大米粥、馒头等。也可食用有收敛作用的饮食，如浓米汤、瘦肉汤、浓茶、酸牛奶等。

（3）恢复期以少油少渣软饭为主，如鸡蛋、碎嫩瘦肉、面条、肉粥等。

三、食疗、偏方有功效

关于这类病患最好的办法就是去医院进行正规的治疗，不过仅靠医院的治疗仅仅能够快速减轻病痛，想要固本培元还要经过一些饮食方面的调理，下面就介绍一些。

1. 食疗秘方

▲食疗秘方一：苦瓜汁饮

原料：苦瓜100克、红糖100克。

做法：将苦瓜捣成泥状，加糖搅匀。

食法：2小时后将水滤出，1次冷服。每日2剂，连用数天。

▲食疗秘方二：木耳豆腐汤

原料：黑木耳30克、豆腐250克。

做法：煮汤调味服食。

食法：每日2次，连用数日。

▲食疗秘方三：鱼蒜汤

原料：鲜鲫鱼500克、大蒜2头。

做法：将鱼去鳞及内脏，肉切片；大蒜去皮。二味一起煎汤。

食法：淡调味食服。每日1剂，空腹食，连用数天。

▲食疗秘方四：金针齿苋汤

原料：金针菜、马齿苋各50克、红糖100克。

做法：以上三味水煎。

食法：每日2次空腹食，连用数天。

▲食疗秘方五：葱白粳米粥

原料：葱白3根、粳米100克。

做法：二味一起煮作粥食。

食法：调淡味，不放油，空腹食。

▲食疗秘方六：姜糖糊

原料：鲜姜70克、红糖50克。

做法：将二味捣为糊状。

食法：每日1剂，分3次服。7天为一个疗程。空腹食服。

2. 偏方

▲偏方一：大蒜汁灌肠治痢疾

方法：大蒜头适量，捣烂取汁30毫升，加冷开水至300毫升，充分搅匀，用灌肠器将大蒜液缓缓注入直肠。每日1次，成人1次用300毫升，儿童酌减，连用3～5日。

▲偏方二：自制酸梅膏

方法：青梅1500～2500克。洗净，去核，捣烂，用布滤过，放陶瓷盆内，在日光下晒至凝固如胶，放瓶中贮存，可5～10年不坏。取酸梅膏溶于水中饮服，成人每次服9克，1日3次，饭前服。

▲偏方三：自制鲜藕膏

方法：鲜藕1500克。将藕洗净，捣碎，取汁，放入锅内，加红糖200克，煎膏，再加入等量蜂蜜（约300克）煎熬，至沸停火，待冷装瓶。每次服1汤匙，沸水冲化，顿饮，每日3次。

▲偏方四：白葡萄汁

方法：取白葡萄汁3杯，生姜汁半杯，蜂蜜1杯，茶叶9克。将茶叶煎1小时后取汁，冲入各汁的混合液一次饮服。每日2～3次。3日后见效。

四、身体健康，预防是关键

细菌性痢疾之所以以“细菌性”命名，关键它是由一些病菌引起的，而这些病菌就存在于生活之中。只要您稍不留神，就很有可能患上。因此，注意生活上的一些卫生习惯，是非常有效的预防措施。

预防措施：

（1）喝开水不喝生水，用消毒过的水洗瓜果蔬菜和碗筷及漱口。

（2）饭前便后要洗手。

（3）少吃凉拌菜，剩饭菜要加热后吃。

（4）做到生熟分开，防止苍蝇叮爬食物。

让慢性阑尾炎不再隐隐作痛

一、了解病症由来

可以说，阑尾炎是一种生活中很常见的一种疾病，关于阑尾炎这里有两种情况，一种是慢性阑尾炎，另外一种就是急性阑尾炎。对于急性阑尾炎来说，最好也是最保险的办法就是立刻进行手术治疗。而这里我们要说的是前者，也就是慢性阑尾炎。

发病机理：

大多数慢性阑尾炎是由急性阑尾炎消退后遗留下来的病变。当急性阑尾炎发作时，若当时炎症较轻，症状就可很快消失，但数周后炎症可转为慢性。在黏膜和浆肌层可见到以淋巴细胞和嗜伊红细胞为主的慢性炎性细胞浸润，还可见到阑尾管壁中有异物巨细胞。此外，阑尾纤维组织增生，脂肪增加，管壁变厚，甚至管腔狭窄或阻塞。这些病变妨碍阑尾排空，压迫阑尾壁层神经末梢而严重疼痛。少数慢性阑尾炎病人的阑尾腔可发现有粪石、谷粒、虫卵等异物。

症状：

（1）腹部疼痛：主要位于右下腹部，其特点是间断性隐痛或胀痛，时重时轻，部位比较固定。多数病人在饱餐、运动和长期站立后，诱发腹痛发生；当受凉、剧烈运动或饮食不当使机体抵抗力降低时可诱发疼痛。

（2）胃肠道反应：病人常觉轻重不等的消化不良、胃纳不佳。病程较长者可出现消瘦、体重下降。一般无恶心和呕吐，也无腹胀，但老年病人可伴有便秘。

（3）腹部压痛：压痛是唯一的体征，主要位于右下腹部，一般范围较小，位置恒定，重压时才能出现。无肌紧张和反跳痛，一般无腹部包块，但有时可触到胀气的盲肠。

二、食疗、偏方有功效

对于慢性阑尾炎来说，生活中确实有一些饮食方面的秘方，能够缓解一些慢性阑尾炎的症状。

▲食疗秘方一：桃仁薏苡仁粥

原料：桃仁10克（去皮尖），薏苡仁30克，粳米50克

做法：加水同煮粥至极烂服用。

功效：缓解右中下腹胀闷、恶心嗳气、食欲不振等慢性阑尾炎引发的症状。

▲食疗秘方二：芹菜瓜仁汤

原料：芹菜30克，冬瓜仁20克，藕节20克，野菊花30克

做法：水煎

食法：每日分2次服

功效：缓解右中下腹胀闷、恶心嗳气、食欲不振等慢性阑尾炎引发的症状。

▲食疗秘方三：冬瓜仁苦参汤

原料：冬瓜仁15克，苦参30克，甘草10克

做法：水煎

食法：调蜂蜜适量饮服

三、身体健康，预防是关键

尽管患上慢性阑尾炎之后，能给我们的身体带来很大的痛楚，然而，只要我们在没有患病之前进行有效的预防，还是能够避免这一系列痛楚的。

预防措施：

（1）保持乐观的精神。忧愁、郁闷、恼怒、悲伤等不良情志刺激，情

绪变化，容易打破人的神经系统的平衡，导致神经失调。尤其是自主神经紊乱，其表现是多方面的，胃肠道的功能失常是其常见表现之一。在精神刺激作用下，胃肠道发生痉挛、弛缓等，导致消化不良、便秘、腹泻等，可诱发阑尾炎。因此，应当保持良好的精神状态，乐观开朗。遇事要拿得起、放得下，不斤斤计较而泰然处之，避免剧烈的情绪变化。

（2）调节寒温。注意季节、气候变化，适时地调节自身机体与自然界关系，天热减衣，天寒添衣。尤其是保证腹部免受寒冷刺激，维护胃肠道的正常功能状态。

（3）饮食调理

①不暴饮暴食：饥一顿饱一顿，饮食不规律，胃肠道充盈与排空会失去常度；而暴饮暴食，可突然加重胃肠负担，加大食物的机械性刺激。如此会导致肠道正常蠕动发生改变，功能出现紊乱。

②忌生、硬等难消化食物：生、硬等难消化食物加重肠道负担，导致消化不良、胃肠功能紊乱。

③细嚼慢咽，减少进入盲肠的食物残渣。

（4）防止便秘和腹泻。出现便秘和腹泻现象时，要积极寻找原因，及时调理和治疗，保持大便通畅和粪质正常。

（5）驱除肠道寄生虫。肠道寄生虫如蛔虫、挠虫等，可窜入阑尾腔，阻塞腔道，诱发感染而引起阑尾炎。因而平时要注意饮食卫生，预防肠寄生虫的发生，一旦出现肠道寄生虫症，要及时驱除，减少诱发阑尾炎的机会。

（6）适当参加体力活动。平日参加体育锻炼和体力劳动，可增强体质，提高胃肠道功能，提高机体抗病力，这对于预防阑尾炎来说是必要的。但是，应当避免重体力劳动和剧烈活动。过度疲劳和身体强烈动作都是阑尾炎的诱因，尤其是在饱腹时暴急奔走。

治愈前列腺炎，解男人难言之隐

一、了解病症由来

初期患者可表现为排尿踌躇、尿频、尿线变细、尿滴沥及排尿不尽，临床上叫做前列腺增生症。后期可出现尿失禁甚至排不出尿来（尿潴留）而必须急诊导尿。更为严重的是，前列腺也会生癌。

二、身体健康，预防是关键

中年人是前列腺炎最易发病的年龄，因此在人到中年的时候，有效地预防前列腺炎有着很重要的意义。换句话说，对于慢性前列腺炎而言，目前尚无“立竿见影”的饮食及药物疗法。因此，预防也就成了最关键的问题了。

预防措施：

（1）体育锻炼。腹部、大腿和臀部的运动可以使前列腺得到按摩，促进前列腺部位的血液循环和淋巴循环。因此，中老年人每天慢跑或者快走20～30分钟对前列腺有保健作用。仰卧起坐起也很有益。

（2）补充锌元素。由于微量元素可以增加前列腺的抗炎和抗癌作用，因此，多食含锌食物如南瓜子仁、花生仁、杏仁和芝麻等，对防治前列腺疾病可能有一定效果。也可遵医嘱口服硫酸锌片。

（3）多喝开水。每天喝2000毫升以上白开水，多吃新鲜水果蔬菜，少吃高脂肪食物，戒烟酒，少吃辛辣食品。

（4）定期验血。做直肠指检是早期发现前列腺增生导致肾脏损害以及前列腺癌的重要方法。50岁以上的中、老年人，每半年或一年都应接受肾功能检查和直肠指诊检查。

处理烧烫伤，及时最有效

一、疾病误区

烫伤是常见家庭意外之一。问题是烫伤之后，人们在如何处理这类事件时，往往会根据一些并不科学的说法来处理烧、烫伤，因此也导致了一些不良的后果。那么都有哪些误区呢?

误区1：烫伤后赶快用牙膏涂抹

人们最常用的方法是用牙膏、凡士林、肥皂来涂抹患处。由于伤口的热气受到牙膏等物质的遮盖，热气只得往皮下组织深部扩散，结果造成更深一层的烫伤。

误区2：烧伤后赶快脱除衣物

不小心被烧伤时，许多人都会赶快脱去被烧伤部位的衣服或鞋袜。但烧伤的急救要点是制止燃烧过程和减少创伤程度，因此，应向烧伤部位泼大量的冷水。而如果一概地脱除衣物，会给黏着衣物的伤口造成更大的创伤，加大治疗难度。

误区3：烫伤后涂抹酱油

在日常生活中，经常会遇到意外烫伤的情况。人们在情急之下，总是想试图在患处涂抹些什么，比如红药水、牙膏、酱油、黄酱等，认为这样不但可以减轻疼痛，还能消炎。其实，这种做法是不可取的。

因为敷在伤口上面的牙膏、酱油不仅本身不卫生，而且还有利于细菌的生长，其他一些不对症的药膏也会对伤口起到副作用，使创面更容易受到感染。到了医院后，不但会影响医生对烧伤程度的诊断，在清洗过程中，也会给病人增加不必要的痛苦。

二、了解病症由来

烧烫伤按损伤程度分为三度，不同程度有不同程度的症状。

一度：损伤仅及表皮，局部红斑充血，无水疱出现。

二度：真皮层，局部出现水疱，基底红润、肿胀、剧痛。

三度：伤及皮肤全层和肌肉，甚至深达骨组织，局部皮肤焦黑或苍白、干燥，呈皮革状，失去弹性和知觉。

三、食疗、偏方有功效

对于烧烫伤这类外表皮的伤病，一般的食疗是解决不了的，那就需要一些疗效不错的偏方显身手了。

▲偏方一：大葱治烫伤两方

方（1）：遇到水、火或油的烧烫伤时，取一段绿色的葱叶，劈开成片状，将有黏液的一面贴在烫伤处，烫伤面积大的可多贴几片，并轻轻包扎，既可止痛，又防止起水泡，1～2天即可痊愈，效果甚佳。

方（2）：烫伤口腔或食道时，也可马上嚼食绿葱叶，慢慢下咽，效果也很好。

▲偏方二：鸡蛋治烧烫伤3方

方（1）：鸡蛋清。用鸡蛋清调白糖抹于患处，连抹几次，水肿就可逐渐消退。几天后能痊愈，不留伤痕。

方（2）：鸡蛋膜。选用新鲜鸡蛋，用清水将蛋壳洗净，浸泡于75%酒精中消毒15分钟，然后打破鸡蛋，倒出蛋清及蛋黄部分，用注射器将水注入蛋壳和蛋膜之间，使其分离。此时用手指将蛋膜顺利剥出，并用清水将蛋膜上残留的蛋清漂洗干净，最后将蛋膜置于95%酒精内备用。把烧烫伤创面洗净消毒后，将蛋膜紧密贴附于创面即可。

方（3）：鸡蛋油。取煮熟的鸡蛋黄两个用筷子搅碎，放入铁锅内，用文火熬，等蛋黄成糊的时候用小勺挤油（熬油时火不要太旺，要及时挤油），放入瓶里待用。每天抹2次，3天后可痊愈。

▲偏方三：小白菜香油膏

做法：小白菜去掉菜帮，用水洗净，在阳光下晒干，然后用擀面杖将其碾碎，越细越好。用香油将其调成糊状，稀稠程度以不流动为宜，装瓶待用。

用法：遇有水火烫伤时，不论是否起泡或感染溃烂，用油膏均匀地涂于伤处（不要用纱布或纸张敷盖）。每日换药一次，数日即可痊愈。

▲偏方四：妙用豆类

方（1）：土豆。将洗净的没刮皮的土豆放入水中，煮30分钟左右，然后把土豆取出，将土豆的皮剥下，敷在伤口处，然后用纱布缠好，3天左右烫伤即可痊愈。

方（2）：绿豆。取生绿豆100克研末，用75%酒精（白酒也行）调成糊状，30分钟后加冰片5克，再调匀后敷于烧伤处。

方（3）：黑豆。用黑豆适量加水煮浓汁，涂搽伤处，可有效治疗小儿烫伤。

方（4）：豆腐。遇上火烫、油烫的患者，可用豆腐治疗。方法是用豆腐1块加白糖50克拌匀，然后敷于患部。豆腐干了就换，连换几次即可止痛。如伤口已烂，可加大黄3克与豆腐拌匀一起敷，效果更好。

▲偏方五：茶叶汁疗法

方法：将少量茶叶放入水中煮成浓汁，然后将浓汁喷洒于伤口部位，这样即可有效止痛，并可促进伤口结痂。如果能将伤口部位浸泡于浓汁中，疗效会更为显著。

▲偏方六：橘皮疗法

方法：把鲜橘子皮（不可用水洗）放入玻璃瓶内，拧紧瓶盖，橘皮沤成黑色泥浆状做成橘皮膏。烫伤时，在患处涂上橘皮膏即可，有一定疗效。橘子皮最好一年一换。

由于烧烫伤的患病机理比较简单，在预防方面只要平时在接触热油、热蒸汽、热水、酸碱等化学物质时，多加谨慎就不难预防了。

理疗肩周炎，缓解颈肩痛

一、了解病症由来

肩周炎这种病症在现实生活中有许多人都患有，轻者导致一些人颈肩疼痛难忍；重者肩关节活动受限，抬胳膊困难，给生活以及工作带来了很大的不便。

发病机理：

肩周炎的发病机理很复杂，不过总的来说分为以下四大类。

（1）外伤：形成外伤的原因很多，损伤的程度有轻有重，肩关节过度外展、牵拉、过伸、劳累、关节脱位、骨折、术后组织损伤、淤血、水肿的形成、机化粘连等均可造成肩关节周围炎。

（2）风湿寒侵入肩关节周围软组织，均可引起肩关节周围软组织疼痛、反射性痉挛，并出现毛细血管渗透性加强，加之疼痛的反射、炎症的刺激，可导致淤血、水肿、粘连可造成肩关节功能障碍或丧失。

（3）内分泌系统疾病。糖尿病、甲状腺功能亢进或甲状腺功能减退等内分泌系统也与肩周炎关系密切。

（4）肩关节内在病变，尤其是局部软组织退行性改变。由于疼痛限制肩关节运动造成肩周炎，最常见的软组织退行性疾病是肌腱炎和腱鞘炎。

症状：

主要的症状为肩关节疼痛、肌肉无力、活动障碍。疼痛为最明显的症状，疼痛的程度及性质有较大的差异，或为钝痛，或为刀割样，有持久性，夜间疼痛加重，甚至痛醒，影响睡眠。具体症状表现为：

（1）疼痛是肩周炎最突出的症状。初始疼痛症状往往较轻，常因天气变化或劳累而引发，逐渐发展为持续性疼痛，尤其是在肩关节内旋、后伸、上举、外展等运动时更为明显，甚至剧痛难忍。

（2）在休息时疼痛症状也会加重，尤其是夜间睡眠时，严重者可夜不能寐，不能向患侧压肩侧卧。

（3）肩关节活动受限一般发生在疼痛症状明显后的3～4周，起因为疼痛、肌肉痉挛等。之后关节囊、韧带等软组织粘连、挛缩，导致肩关节明显僵硬。

二、特殊疗法

肩周炎并非属于内科，而且这类病症比较顽固。因此，它的治疗方法有一定的特殊性。

疗法一：熨斗巧治肩膀酸痛

方法：肩膀或脊椎酸痛时，家中若无懂得按摩或者指压的人，实在是件棘手的事。这时，您不妨试着自我治疗。首先，请穿上一件毛线衣，并拿出熨斗加热，将它压在肩膀上，暖肩膀。一旦肩膀暖和了，血气畅通，肩膀及背脊的酸痛就会减轻。

疗法二：扒墙法治肩周炎

方法：在墙上高处画上一条白横线，每天早晨面对墙壁，双脚不动，双腿伸直，双手十指向上扒，目标是扒到墙上画的白线。开始扒时很困难，但也要咬着牙扒，每次扒完都出一身汗，但是扒后人很舒服。这样经过半年左右，肩周炎不治自愈。

疗法三：家庭套操

方法：（1）背部靠墙站立或仰卧床上，上臂贴身、屈肘，以肘点作为支点进行外旋活动；（2）站立，上肢自然下垂，双臂伸直，手心向下，缓缓向上用力抬起，到最大限度后停10秒钟左右后回原处，反复练习；（3）自然站立，在患侧上肢内旋并后伸姿势下，健侧手拉住患侧手或腕部，逐渐向健侧并向上牵拉；（4）梳头。站立或仰卧，患侧肘屈曲，前臂向前向上，掌心向下，患侧的手经额前、对侧耳部，颈部绕头一圈，即梳头动作；（5）体位同上，患侧肘屈曲，前臂向前向上，掌心旋上，用肘部擦额部，即擦汗动作；（6）仰卧，两手各指交叉，掌心向上放于头枕部，两肘尽量内收后再尽量外展；（7）站立，患肢自然下垂，肘部伸直，患臂由前向后画圈，幅度由小到大。每天3～5次，每个动作做20～40下。

疗法四：外敷螃蟹泥治肩周炎

方法：取活螃蟹一只（小的两只），先把螃蟹放在清水中泡半天，等它腹中的泥排完，再从水中取出，捣成肉泥后摊在粗布上（直径不超过8厘米），贴敷在肩胛最疼的区域。每天晚上贴，第二天早上取掉，两三次后疼痛即可消失。

疗法五：热盐熨烫可治肩周炎

方法：将大盐粒50克炒热，装入布口袋里捆结实（不要让盐粒掉出），然后放在肩部熨烫。一两次就可见功效。此法以治新病为佳，旧病亦有效。

三、食疗、偏方有功效

▲偏方一：菜根汤

原料：白菜根30克、生姜12克、乌蛇15克。

做法：水煎服。

食法：每日1～2次。

▲偏方二：二瓜汤

原料：月季花10克、南瓜子15克、木瓜15克。

做法：水煎服。

食法：每日1～2次。

▲偏方三：花椒大枣汤

原料：花椒3克、大茴香3克、大枣10个。

做法：水煎服。

食法：每日1～2次。

四、身体健康，预防是关键

由肩周炎的发病机理不难发现，肩周炎的发病与个人习惯有很大的关系。因此，预防肩周炎也应从一些生活习惯入手。

预防措施：

（1）最理想又简单的方法是坚持体育锻炼，如打太极拳、做操等。

（2）平时注意肩部保暖，夏天睡觉不要露肩吹风扇，不要在潮湿的地方睡卧，以防受风寒湿邪。

（3）防止肩部慢性劳损，不可突然做强力劳动或卸过重物体，以防肩部发生扭伤。

正确应对腰肌劳损，让您直起腰来

一、了解病症由来

腰肌劳损是腰部肌肉、椎间盘与韧带组织的慢性损伤，为临床常见病、多发病，发病因素较多。

（1）积累性损伤：腰部肌肉韧带在日常生活劳动中经常受到牵张，受力大，因此会出现小的纤维断裂、出血和渗出。断裂组织修复和出血、渗出被吸收后，可遗留瘢痕和组织粘连。这些组织易牵拉、压迫内在神经纤维产生腰痛。这种腰痛休息后减轻，劳累后加重，甚至不能较长时间坚持某种姿势。

（2）迁延的急性腰扭伤：急性腰扭伤在急性期治疗不彻底，损伤的肌肉、筋膜、韧带修复不良，产生较多瘢痕和粘连，致使腰部功能减低且易出现疼痛，患者常感觉腰部无力，阴雨天则腰酸背痛，长时间持续不愈。

（3）腰肌筋膜无菌性炎症：长期弯腰或坐着工作，使腰背肌长期处于牵拉状态，出现痉挛、缺血、水肿、粘连等，有人称之为无菌性炎症。

（4）其他：先天性脊柱畸形，下肢功能或结构缺陷，可导致腰背组织劳损。体弱、内脏病变也会使腰背部应激能力降低。妊娠晚期腰部负重增加也容易产生劳损。

二、特殊疗法

疗法一：自我按摩操

方法：（1）预备式。坐在独凳上，双目平视前方后微微闭合，双脚平放在地板上与肩同宽或比肩略宽，呼吸调匀，全身放松；（2）搓擦腰骶部。双手掌分别放在腰部两侧，适当用力从腰部往骶部作搓擦动作30～50次，以腰部有微热感为佳；（3）拳揉腰骶两侧。双手握拳，将拳头的掌指关节分别放在腰椎两侧，适当用力从腰部往骶部揉按30～50次；（4）按摩腰部两侧。双手叉腰，将拇指分别放在腰椎两侧，其余四指附着于腰部外侧，然后适当用力从腰部向腹部横行按摩30～50次；（5）拳拍腰骶部。双手握拳，用拳头拍击腰骶部两侧30～50次。（6）团摩脐四周。将一手的掌心放在肚脐上两寸处，另一手掌面重叠在掌背上，然后适当用力沿脐四周作环形按摩30～50圈；（7）揉掐腿肚。将左（右）脚放在右（左）大腿上，双手拇指放在腿肚，其余四指附着于对侧，并从上至下揉掐腿肚30～50遍，双腿交替进行；（8）对按昆仑太溪穴。同上一坐姿，用左（右）手的拇指指尖放在右（左）脚内踝关节后侧的凹陷处，中指指尖放于外踝关节后侧凹陷处，然后拇、中指作用力对合动作，对按30～50次，双脚交替进行；（9）搓擦足心。同上一坐姿，用左（右）手的掌心放在右（左）脚的足心，作前后搓擦动作30～50次，双脚交替进行，以足心发热为佳。

以上8式，坚持早晚各做1次，可以起到补益肝肾、疏利筋骨、通络止痛的作用，并能增强机体免疫功能，对慢性腰肌劳损有良好的防治效果。

疗法二：抱膝滚动法

方法：仰卧在床上，两眼看天花板，屈膝屈髋，两大腿紧贴腹部，两手十指交叉，抱住膝下小腿部，并使小腿尽量向胸腹部靠紧，然后用力向左滚动，以左耳、肩、手臂挨着床为止，回转身再向右侧滚动，与左滚同。如此反复滚动30～50次，即感到浑身轻松，腰部的疼痛减轻。每天早晨起床时和晚上睡觉时各滚动一次，便可收到很好的治疗效果。

三、食疗、偏方有功效

对于腰肌劳损这种病症来说，一般的食疗很难达到防治的目的，不过不用担心，一些外用的小偏方却能解决这个问题。

▲偏方一：桑枝疗法

方法：取桑枝、柳枝各一小把用水煮30分钟熏洗患处。

▲偏方二：疾走八字步

方法：坚持天天疾步走八字步，坚持一段时间后，病情即可得到有效缓解。

▲偏方三：蘸擦火酒

方法：白酒约40克，倒入碗内点燃，用手快速蘸取冒着蓝火苗的火酒搓患部，动作要快，每天1次。

▲偏方四：辣椒酒

方法：朝天椒20多个，将其剪断，连籽放入带螺丝扣的广口瓶里，并倒入60度的白酒，没过辣椒两指，密封放置4～5天后，用棉花蘸辣椒酒擦痛处，反复擦2～3遍，再用吹风机的热风吹干。

四、身体健康，预防是关键

有效地预防腰肌劳损不但能够避免由于腰肌劳损引发的一系列疼痛，还能使我们活动自如，提高生活乐趣和工作效率。

预防措施：

（1）加强锻炼，提高身体素质。特别是长年坐着的人，腰背肌肉比较薄弱，容易损伤。因此，应有目的地加强腰背肌肉的锻炼，如做一些前屈、后伸、左右腰部侧弯、回旋以及仰卧、起坐的动作，使腰部肌肉发达有力，韧带坚强，关节灵活，减少生病的机会。肥胖者应减肥，以减轻腰部的负担。

（2）注意自我调节，劳逸结合，避免长期固定在一个动作上和强制的弯腰动作，如站久了可以蹲一蹲，蹲下不仅使腰腿肌肉得到放松休息，而且减少了体能的消耗。

（3）注意生活的各种姿势，如从地上提取重物时，应屈膝下蹲，避免弯腰加重负担；拿重物时，身体尽可能靠近物体，并使其贴近腹部，两腿微微下蹲；向高处取放东西时，够不着不宜勉强；睡眠时应保持脊柱的弯曲等。避免潮湿和受寒也是很重要的。

防治颈椎病，生活更轻松

一、了解病症由来

现代人的生活工作节奏越来越快，很多人无暇关注自己身体的任何微小变化。但不容忽视的是，颈椎病正随之而悄然危害着不少人的健康。今天就来说说颈椎病。

发病机理：

（1）颈椎退行性改变：随着年龄的不同阶段发展，颈椎及椎间盘可发生不同的改变，在颈椎体发生退行性改变的同时，椎间盘也发生相应改变。

（2）外伤因素：在椎间盘退变期，进行剧烈活动或不协调的运动——超过颈部耐量的运动，易造成外伤，所以头颈部的练功要注意，不能蛮练，颈椎已有退行性变，不提倡锻炼。

（3）慢性劳损：长期处于不良的劳动姿势。长期处于坐位，尤其是低头工作，造成颈后部肌肉韧带组织的劳损；另外屈颈情况下，椎间盘的内压大大增高，使髓核后移而出现退变，椎间盘受到来自各方面的牵拉、挤压或扭转。

（4）寒冷、潮湿：尤其在椎间盘退变期，受到寒冷、潮湿因素的影响，可造成局部肌肉的张力增加，肌肉痉挛，增加对椎间盘的压力，引起纤维环损害。

症状：

（1）头颈活动受限，闭眼向左右旋转头颈时，会引起偏头痛或眩晕。

（2）活动时有疼痛。

（3）颈部有僵直。

（4）伴有手肩臂感觉异常疼痛（皮肤过敏、蚁走感、手指发热、发冷等）、手指无力。

（5）由于颅内供血不足可引起脑后部缺血而表现一系列头部症状，如偏头痛、视力障碍、耳鸣、听力减退等。

（6）有椎管狭窄者可在低头时突然引起全身麻木，或有过电样的感觉。

二、特殊疗法

疗法一：足底按摩治疗颈椎病

方法：用拇指指尖或指腹，也可用第二指或第三指的关节，以数毫米幅度移动。力度最初较轻，渐渐增强，以稍有痛感为宜，按摩时间可自选抽空进行。最好是每天早晚各一次，每次10～30分钟，坚持两周后，对一般颈椎病患者即可出现神奇效果。

疗法二：颈椎病的推拿治疗

方法：坐位，头微前倾，暴露颈部（体弱者可取俯卧位，胸前倾）。先在颈项部中线自风府、哑门到大椎穴，以一指禅推法、按揉法施术，于两侧自风池而下到大杼穴也以同法施术，反复操作5～10分钟。继之对天柱、肩中俞、肩外俞、天宗等穴点按5～10次，再于颈项、肩臂部施以揉法3～5分钟。

疗法三：炒盐熨敷法

方法：准备盐500克（粗海盐效果更佳），放入铁锅内干炒约10分钟，盐发黄发热后，用锡箔纸和棉布包好，在颈部、肩部、背部熨烫，可隔一层厚毛巾，以免烫伤皮肤。每次熨敷30分钟左右，每日2～3次。粗盐可反复炒4～5次。也可将盐炒热后加几片鲜姜片或茴香、花椒等辛香类药物，以取其香味与性热，效果更佳。

三、食疗、偏方有功效

肩周炎同样不属于内科，它的治疗也主要采取一些外部疗法。因此，食疗就运用的较少了。

▲偏方一：酒疗法

方（1）：每天晚睡前，将一杯白酒倒入瓷茶碗内点燃，趁热蘸酒擦摩颈部，动作要快，边擦边做按摩。

方（2）：取羊骨头（生熟都可）100克，弄碎并炒黄后，放入400毫升白酒中浸泡4天，然后用棉球蘸酒水擦拭颈椎，一天3次，3日后便可有效减轻颈椎酸痛。

▲偏方二：妙用倒坐椅法

方法：颈椎的生理弯曲是略向后的，但长期伏案工作的人，颈椎经常处于向前弯曲的状态，使后侧颈椎间形成多余空间，骨质易在此增生而导致颈椎病。因此，可经常采取倒坐椅放松方法防治颈椎病，即将不带扶手的靠背椅椅背朝前倒骑着坐下，两前臂交叉伏在椅背上，自然就形成头略后仰之状，还可有意让脖颈向后弯曲，程度比正常情况下再大些。

▲偏方三：中药5疗法

方（1）：葛根、黑豆、蛇蜕、黑芝麻、人参、鹿茸、熟地、黄芪、核桃、枸杞、甘草、白酒各适量。将药浸酒内1个月后服用。每次服15毫升，1日2次，1个月为1疗程。

方（2）：川芎、荆芥、白芷、羌活、防风、细辛、薄荷、甘草、茶叶各适量。加水浓煎成浸膏。每次服2克，1日3次，2个月为1疗程。

方（3）：白芍240克，伸筋草90克，葛根、桃仁、红花、乳香、没药各60克，甘草30克。将上药研为细末，制成水丸。每次服3克，1日3次，1个月为1疗程。

方（4）：当归、丹参、白芍各15克，乳香、没药、苍耳子各10克，地鳖虫、炙甘草各6克。水煎服。每日1剂。

方（5）：丹参15克，制乳香（布包）、制没药（布包）、当归各10克。水煎服。每日1剂。

四、身体健康，预防是关键

鉴于颈椎病的发病机理，肩周炎还是不难预防的。

预防措施：

（1）加强颈肩部肌肉的锻炼，在工间或工余时，做头及双上肢的前屈、后伸及旋转运动，既可缓解疲劳，又能使肌肉发达，韧度增强，从而有利于颈段脊柱的稳定性，增强颈肩顺应颈部突然变化的能力。

（2）仰卧位避免高枕，高枕使头部前屈，增大下位颈椎的应力，有加速颈椎退变的可能。

（3）注意颈肩部保暖，避免头颈负重物，避免过度疲劳，坐车时不要打瞌睡。

（4）及早、彻底治疗颈肩、背软组织劳损，防止其发展为颈椎病。

（5）长期伏案工作者，应定时改变头部体位，按时做颈肩部肌肉的锻炼。

（6）注意端正头、颈、肩、背的姿势，不要偏头耸肩，谈话、看书时要正面注视。要保持脊柱的正直。

此外，医生提醒，颈椎病患者的枕头及睡姿也很重要。

摆脱粉刺痤疮困扰，重现貌美容颜

一、了解病症由来

常见的粉刺痤疮是青少年最“憎恨”的一种病患，尽管它没有太大的杀伤力，然而它却是“美丽的杀手”。

基本损害为毛囊性丘疹，多数呈黑头粉刺样，周围色红，用手指挤压可见有米粒样黄白色脂栓排出，少数呈灰白色的小丘疹，以后色红，顶部发生小脓疱，破后痊愈，遗留暂时性色素沉着或小凹状疤痕，有的形成结节、脓肿、囊肿，甚至有窦道、疤痕等多种形态的损害，严重者呈橘皮脸。不同的情况还有不同的症状。

（1）酒渣鼻，多见于壮年，皮疹分布在鼻柱、鼻翼为主，两颊前额也可发生，绝对不累及其他部位。患部潮红、充血，常伴有毛细血管扩张。无黑头粉刺。

（2）职业性痤疮：常发生于接触煤焦油、石蜡、机油的工人。丘疹密集，伴毛囊角化，面部、手臂、肘、膝皆可发生。

（3）颜面播散性粟粒性狼疮：皮疹为粟粒大小的圆丘疹，顶端扁平，常在下眼睑处融合成堤状，无黑头粉刺。

（4）鼻红粒病：多见于儿童，损害为限局性的红斑，上有圆形尖顶丘疹，局部多汗。

二、治疗期间注意事项

当然，有关美丽方面的问题，人人都会很关注，治疗一般也都会很及时。只是在治疗期间人们常常忽略掉一些问题，导致治疗的效果不明显或者根本没有效果可言。

注意事项：

（1）要对本病有一个正确的认识，了解本病是在青春发育期的一个过程，只是因人而异，有人表现较重，有人表现较轻或短时性表现。对轻者只需注意日常护理就可以消除痤疮，对重者要在医生指导下治疗，并且要按疗程用药，切忌无规律或滥用药物。

（2）患病后应消除“怕难看”的思想负担，在积极治疗的同时应注意禁止用手去挤捏皮疹，以免因继发感染造成疤痕等后遗症。对于有感染、囊肿、脓肿者应到医院进一步治疗。

（3）饮食要以“三少三多”为原则，即少吃动物脂肪（肥肉），少吃甜食，如糖、巧克力等，少吃辛辣食物，如饮酒、辣椒等。多吃植物油，多维生素、多锌的食品，如瘦肉、牡蛎、动物的肝肾、蛋黄、沙丁鱼、花生、核桃、榛子、小麦、胡萝卜及各种深绿色蔬菜、水果等。

（4）早晚要用温水洗脸，洗面皂要选硫磺香皂或肥皂，尤其是油性皮肤素质者，以去除油污，保持面部清洁；护肤霜要选择水剂或奶液制品，不宜用油质或凡士林制剂。最好不要用粉底霜之类化妆品，以免造成毛孔堵塞。

（5）避免用手挤弄患处，但黑头粉刺可用粉刺器除去，脓疱可用消毒针挑破，以无菌棉球拭净脓液。过氧化苯甲酰乳剂及维甲酸霜具有刺激性，外搽时忌接触眼部。

（6）若身上有痤疮者，内衣要经常换洗，被褥保持干燥清洁。

三、食疗、偏方有功效

粉刺痤疮一般都与内分泌失调有关，因此一般的外用药物只能控制已发的症状，而不能达到调节内分泌、缓解病症的作用。因此，食疗就显得很重要了。

1. 食疗秘方

▲食疗秘方一：双仁粥

原料：薏米30克，甜杏仁、海藻、海带各9克。

做法：将后3味加水适量煎煮。

食法：弃渣后加薏苡仁同煮粥食用。

功效：具有清热解毒、化痰散淤之功效。

▲食疗秘方二：薏米绿豆汤

原料：绿豆20克，薏米50克。

做法：两物同煮成粥，加适量冰糖调和。

食法：每日分两次服用。

功效：该方有清热利湿的作用。

▲食疗秘方三：枇杷叶石膏粥

原料：枇杷叶10克，菊花6克，生石膏15克，粳米50克。

做法：先将前3味水煎取汁，再放入粳米煮成粥后服食。

食法：每天1剂。

功效：该方有清除肺胃积热之功。

▲食疗秘方四：海带绿豆杏仁汤

原料：海带15克，绿豆10克，甜杏仁9克，玫瑰花6克（用纱布包上），红糖适量。

做法：将以上诸物同煮，煮好后剔除玫瑰花。

食法：喝汤，食绿豆、海带、甜杏仁，每日一剂。

功效：该方有解淤散结的功效。

▲食疗秘方五：桃仁荷叶粥

原料：桃仁、山楂、贝母各9克，荷叶半张。

做法：加水10毫升，煎至6毫升。

食法：去渣后如粳米60克煮粥服食。

功效：具有清阳活血化淤功效。

▲食疗秘方六：萝卜芹菜汁

原料：大胡萝卜1个，芹菜150克，小洋葱1个。

做法：将芹菜、胡萝卜、小洋葱洗净后放入搅拌器中榨汁。

食法：每日早晨空腹饮汁。

功效：清热解毒，凉血利尿。

2. 偏方

▲偏方一：蜂蜜洗脸

方法：每晚洗脸时，取普通蜂蜜3~4滴溶于温水中，然后慢慢按摩脸部，洗5分钟，让皮肤吸收，最后再用清水洗一遍即可。

▲偏方二：野菊花汁洗脸

方法：取野菊花50克，放入适量的水中煎煮熬成200毫升的汁液，然后将汁液用容器装好放入冰箱，将其冻成若干个小冰块，每次洗完脸后，取一小冰块涂擦脸部，每次10分钟左右，每天两次，数日即可见疗效。

▲偏方三：盐水疗法

方法：用浸透浓盐水的药棉敷在患处，一天反复敷多次。如粉瘤破后，将粉瘤内的黏液挤净，并用高锰酸钾溶液洗净消毒，擦干后，搽医用酒精，再涂上马应龙痔疮膏，外面用纱布包好，并用橡皮膏固定。每天早晚各1次，一星期左右，粉瘤可消失。

▲偏方四：蒸汽熏脸

方法：先湿润面部，用盆盛热水（80～90℃为宜），屏气将脸置于盆口，四周以湿毛巾围严，让热气蒸熏面部。这样重复几次，然后用温水洗脸。每周2～3次，使面部毛孔经常保持通畅，一般在两周内见效。

▲偏方五：醋水熏脸

方法：用半杯开水兑1/3杯的醋，将杯口对着脸，保持3～5厘米的距离，用该蒸汽熏脸，水凉后，用此温水洗脸。坚持一两个月就会有很明显的效果。

▲偏方六：豆粉敷脸

方法：赤小豆、芙蓉叶等量研粉，取适量用菊花茶汁调成糊状，外涂于患部，保持湿度半小时以上。每日2～3次。

四、身体健康，预防是关键

痤疮粉刺大部分是由内分泌失调与皮肤毛孔的不清洁综合作用的结果，只要在这两方面多下工夫，相信粉刺痤疮还是很容易预防的。

预防措施：

（1）认真洗脸：对于父母曾有过痤疮病史或油性皮肤的青年，随着青春期的到来，应注意皮肤的日常护理，尽量避免凉水洗脸，勤用温水洗脸，并选用硫磺香皂或肥皂。及时清洁皮肤，一般季节每天早晚洗脸两次就可以了，但在炎热季节，灰尘较大的环境中应每天洗脸3～4次。有条件者还可到美容院定期做皮肤深层清洁。

（2）痤疮是由于皮脂分泌过多，继发细菌感染而致，患者在饮食上宜选用清淡、富含纤维素之食品，忌食油腻、煎炸及辛辣刺激性食物。避免饮酒及少吃辣椒、生蒜、咖啡等刺激性食物；少吃肥肉、蛋黄等高脂肪食物，少吃巧克力等甜食。多吃新鲜蔬菜瓜果，如青菜、大白菜、白萝卜、山楂、葡萄、西瓜、生梨等。

（3）面部尽量避免接触油质和粉剂化妆品。

（4）生活应有规律，坚持锻炼，保持精神愉快，调节胃肠功能，保持大便通畅。

（5）对于粉刺不要用手挤压，应到医院或美容院在无菌条件下做负压吸附等处理。

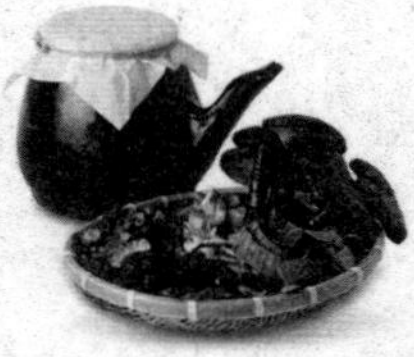

第三章

慢病全凭“养”与“护”

相信无论是您，还是家人患有慢性疾病（例如，糖尿病等）或者重疾（例如，脑淤血后遗症等）都是一件令人头痛的事儿。其实，您也不必过于烦恼。俗话说得好：“慢病急不得，快病缓不得。”对付这类慢性病及重疾完全在于“养”与“护”这两个方面。只要我们日常生活中将这两方面做到位了，相信这类病的症状会慢慢缓解，甚至会消失的。

畅通呼吸，拒绝慢性支气管炎

一、了解病症由来

慢性支气管炎，之所以称之为慢性而非急性支气管炎，说明它本身就是一种慢性不易治愈的疾病，对于这类疾病最好的办法就是“养”和“护理”。这类疾病可以说是治愈很难，然而若要达到不复发还是很有可能的。先说说慢性支气管炎的一些发病机理及症状吧!

1．发病机理及症状

慢支的定义：

临床上对慢性支气管炎的定义为：有咳嗽、咳痰、喘息症状，每年持续发病3个月，连续两年或两年以上。慢性支气管炎的病情进展缓慢，发病率随年龄的增长而增加，晚期常并发肺气肿及肺源性心脏病。此病属老年常见病，对老年人的健康构成极大威胁，应及早预防治疗。

发病机理：

慢性支气管炎的病因很复杂，主要有三大因素。

（1）生理因素。呼吸道副交感神经反应敏感时，遇到微弱刺激便会引起支气管收缩痉挛。而呼吸道局部防御及免疫功能下降，导致免疫球蛋白减少，就容易被细菌和病毒感染，从而引发慢性支气管炎，并且不易痊愈。

（2）环境因素。处于空气中含有大量刺激性粉尘、烟雾的环境里，容易导致呼吸道黏膜水肿或上皮受损脱落，诱发慢性支气管炎。而寒冷的空气对呼吸道也有一定刺激作用，因此慢性支气管炎常发于冬季。

(3) 其他因素。长期吸烟可使呼吸道发生异常病变，降低其自净能力，导致致病微生物趁虚而入，引发慢支。吸烟时间越长，烟量越大，患病率就越高。而对花粉、尘土、化学气体过敏的人也容易患有喘息性慢支，并会在这些致敏源的刺激下加重病情。

临床症状：

(1) 咳嗽。多为大量黏液泡沫痰，清晨和傍晚尤甚，白天较为正常，晚上则又出现阵咳现象。较重患者则咳嗽频繁、剧烈，全天甚至全年如此。

(2) 痰多。痰液通常呈白色黏液或浆液泡沫。在起床后排痰比较频繁，痰量较多。

(3) 喘息。发作时出现喘息现象，并伴有哮鸣音和呼气延长。病情严重者或患病时间较长者会有不同程度的气短感觉。

2. 治疗期间注意事项

当然，对于慢性支气管炎患者来说，您肯定是去医院检查过症状了，也知道使用哪些药物来缓解发作时的一些不舒适的症状了。下面我们要说的是你在医院处方治疗过程中的一些注意事项。

慢性支气管炎“急性发作期”：特别是发热时，应进半流素食，多饮水，以湿化痰液，利于咳出，同时又可减轻消化道的负担，利于营养素的消化吸收。

慢性支气管炎“迁延期”：饮食调养原则为补治兼顾，可选用枇杷、柑橘、梨、菠萝、莲子、百合、核桃、蜂蜜、猪肺、羊肺等食物，能起补肾养肺的作用。饮食宜清淡，多吃新鲜蔬菜，如白菜、菠菜、油菜、胡萝卜、白萝卜、西红柿等，不仅可补充多种维生素和无机盐，还有清痰去火之功。

慢性支气管炎“缓解期”：应根据不同体质来选择食物，以增强体质。宜进食富含优质蛋白质的食物，可多吃猪瘦肉、动物肝脏、豆制品等，既可补充营养的消耗，又无增痰上火之弊。

(1) 忌生冷及咸食

忌各种生冷瓜果、凉拌菜、冰淇淋、冰镇汽水等。这类食品有碍脾胃，对水湿运化不利，聚湿生痰，使肺气失于通畅，从而使慢性支气管炎的症状加重；咸食可使体内水钠潴留，加重支气管黏膜水肿充血，加重咳嗽、气喘症状。

（2）忌食腥发及肥腻之物

腥发之物，特别是海腥类，如黄鱼、带鱼、像皮鱼、蟹、虾等，除助湿生痰外，还可引起过敏；油炸排骨、熘肉段、烤羊肉串、肥肉、动物内脏、动物油等，多食损伤脾胃，易助湿生痰。

（3）忌辛辣刺激性食物

辛香温燥之品，易于化燥，增加痰液黏度，可伤及肺阴，对“慢支”恢复不利，故辣椒、咖喱、芥末、胡椒、大葱、白酒等，应当远离。

二、食疗、偏方有功效

生活中，一些小的偏方和秘方尽管不起眼，然而却能起到相当大的治病作用。那么，治疗慢性支气管炎的食疗秘方、偏方有哪些?

1. 食疗秘方

▲食疗秘方一：丝瓜糖浆

原料：丝瓜藤90～240克。

做法：取丝瓜藤，切碎浸泡后，煮1小时以上，滤过药渣，加水再煎，将两次煎液合并，浓缩至100～150毫升，加糖适量。

食法：每次服50～100毫升，日服2～3次，10天为1个疗程。

功效：清热解毒。

▲食疗秘方二：清蒸茄子

原料：茄子500克，生姜4片，大蒜3个。

做法：将茄子洗净，切成条状；生姜洗净，切片；大蒜去衣，拍烂。把茄子拌入姜、蒜、酱油、生油、盐、糖，放入大碟中，武火隔水蒸熟即可。

食法：随餐食用。

功效：清热化痰。

▲食疗秘方三：丝瓜炒鱼片

原料：鲩鱼肉120克，丝瓜500克，生姜3片。

做法：将丝瓜去棱，洗净，切片；鲩鱼肉洗净，切片，用姜、盐等腌制。起油锅，下丝瓜炒熟，调味，下鱼片略炒至刚熟即可。

食法：随餐食用。

功效：清热解暑，化痰止咳。

▲食疗秘方四：秋梨白藕茶

原料：秋梨1个，白藕250克，白糖20克。

做法：将秋梨洗净，去皮、核，白藕洗净去节，均切碎捣烂榨汁，加入白糖调匀。

食法：代茶饮用。每日1剂。

功效：生津润燥，止咳化痰。适用于风热咳嗽。

▲食疗秘方五：大蒜炒肉

原料：大蒜头10个，猪瘦肉90克。

做法：将大蒜切成薄片，猪瘦肉切片，按炒菜常规，炒熟即成。

食法：佐餐食用，每日1～2次。

功效：解毒杀菌，祛痰止咳。

▲食疗秘方六：海蜇拌白萝丝

原料：陈海蜇皮120克，白萝卜60克，冰糖少许。

做法：先将海蜇洗去盐味，白萝卜切成细丝；两者混合，加水600毫升，煎300毫升取汁，余下之海蜇、萝卜丝，拌入冰糖。

食法：日饮2次。

功效：祛痰止咳。

2. 偏方

▲偏方一：

原料：生萝卜、鲜藕各250克，梨2个，蜂蜜250克。

做法：前3味洗净，切碎榨汁，入蜂蜜和匀备用。

食法：1日3次，每次服1汤匙。

▲偏方二：

原料：猪腰子2个（洗净去筋膜），黑豆90克（炒片刻），红枣（去核）4枚，陈皮1片，生姜10克。

做法：加水煮熟、煮烂后食用。

食法：1日1剂。

▲偏方三：

原料：糯米60克，生姜5片，连须葱5根，食醋5毫升。

做法：糯米按常法煮粥，粥将熟时，加入生姜、连须葱及食醋，稍煮和匀。

食法：1日1剂，趁热服用。

三、身体健康，预防是关键

生活中的许多病患，其实只要我们做了足够的预防措施，都是可以避免受到病痛的伤害与折磨的。诸如，今天讲到的慢性支气管炎就是可以预防的。

预防措施：

（1）应该加强适当的体育锻炼，增强机体御寒能力。在生产劳动中注意防寒保暖，预防感冒。

（2）应该注意屋内空气调节，保持室内空气清新，不要让室内空气过于浑浊；避免接触刺激性气体，最好及时消除煤烟、油烟，防止煤气、液化气泄漏。

（3）能不吸烟、喝酒尽量不吸、不喝，已有这些习惯的人应该尽量减少它们的“量”。

（4）当患上急性支气管炎的时候，一定要积极地治疗，预防转化为慢性支气管炎。只有这样，才能有效地预防患上慢性支气管炎。

解救咽喉，治愈慢性咽炎是关键

一、了解病症由来

慢性咽炎系咽黏膜的慢性炎症，常为呼吸道慢性炎症的一部分。它的存在导致一些人整日咽喉像卡住什么东西似的非常不爽，而且这种病患极难治愈。

发病机理：

（1）多为急性咽炎反复发作或延误治疗转为慢性或者各种鼻病后因鼻阻塞而长期张口呼吸及鼻腔分泌物下流，长期刺激咽部，或慢性扁桃体炎，龋病等影响所致。

（2）由于各种物理化学因素刺激：如粉尘、颈部放疗、长期接触化学气体、烟酒过度等。

（3）还有一些全身因素，如各种慢性病等都可继发本病。主要分为慢性单纯性咽炎、慢性肥厚性咽炎、萎缩性或干燥性咽炎。

症状：

主要表现为咽部可有各种不适感觉，如异物感、发痒、灼热、干燥、微痛、干咳、痰多不易咳净，讲话易疲劳，或刷牙漱口，讲话多时易恶心作呕。

二、治疗期间注意事项

（1）吃富含胶原蛋白和弹性蛋白的食物，如猪蹄、猪皮、蹄筋、鱼类、豆类、海产品等，有利于慢性咽炎损伤部位的修复。

（2）多摄入富含B族维生素的食物，如动物肝脏、瘦肉、鱼类、新鲜水果、绿色蔬菜、奶类、豆类等，有利于促进损伤咽部的修复，并消除呼吸道黏膜的炎症。

（3）少吃或不吃煎炸、辛辣刺激性食物，如：油条、麻团、炸糕、辣椒、大蒜、胡椒粉等。

（4）尽量避免烟酒对咽喉的刺激。

三、食疗、偏方有功效

之所以称之为慢性咽炎，说明咽喉部长期患有炎症，由此不难看出，只要有效地控制住咽喉的炎症，咽炎还是能够被抑制的。

1. 食疗秘方

▲食疗秘方一：生梨脯

原料：生鸭梨2个，食盐适量。

做法：将梨洗净去核，不去皮，切成如红枣大的块状，2个梨加食盐3～4克，搅拌后放置15分钟。

食法：每次含一块于口中，细嚼慢咽，每日4～6次。

功效：主治咽喉肿胀、干痛不适。

▲食疗秘方二：鸭蛋青葱汤

原料：鸭蛋1～2只，青葱（连白）数根。

做法：加水适量同煮。

食法：加糖适量调和，吃蛋饮汤，每日一次，连服数日。

功能：清咽利喉。

▲食疗秘方三：花茶饮

原料：金银花、菊花各10克，胖大海3粒。

做法：将上3味药放入开水瓶中，冲入沸水大半瓶，塞严15分钟后代茶频饮。

食法：1日内饮完，每日1次。

功效：主治慢性咽喉炎经年不愈。

▲食疗秘方四：蜂蜜茶

原料：茶叶、蜂蜜各适量。

做法：将茶叶用小纱布装好，置于杯中，用沸水泡茶，凉后加蜂蜜搅匀。每隔半小时用此溶液漱口并咽下，见效后连用3日。

▲食疗秘方五：麻油蛋汤

原料：鸡蛋1枚，麻油适量。

做法：将鸡蛋打入杯中，加麻油搅匀，冲入沸水约200毫升。

食法：趁热缓缓饮下，以清晨空腹为宜。

▲食疗秘方六：绿茶蜂蜜饮

原料：绿茶5克，蜂蜜适量。

做法：将绿茶置杯中，冲入沸水，加入蜂蜜饮服。

食法：每日1剂。

功效：可清热利咽，润肺生津。

▲食疗秘方七：百合绿豆汤

原料：百合20克，绿豆50克，冰糖适量。

做法：将百合、绿豆加清水适量煮熟。

食法：加入冰糖饮服，每日1剂。

功效：可清热润肺，养阴生津。

2. 偏方

▲偏方一：醋、酱油疗法

方法：用食醋加同量的水，混合在一起后，用来漱口即可减轻疼痛。对食醋味道不适应者，可以采用酱油漱口。用酱油漱口，停留1分钟左右再吐出，连续3～4次，在漱口时仰起头，使漱液尽量接近咽部，这样非常有利于治疗咽喉肿痛。

▲偏方二：蜂蜜藕汁疗法

原料：鲜藕、蜂蜜各适量。

食法：将鲜藕榨汁100毫升，加蜂蜜调匀饮服。每日1次，连服数日。

▲偏方三：西瓜皮疗法

方法：吃西瓜时，瓜皮别丢弃。取瓜皮250克，加入两大碗水，熬至一大碗，加入少许冰糖，待冷后饮之，有治咽喉炎的效果。

▲偏方四：海带白糖饮

原料：海带50克，白糖25克。

做法：海带洗净切细，加水适量，煮熟。

食法：入白糖，饮汤。

四、身体健康，预防是关键

在急性期应及时治疗，勿使转为慢性是治疗和预防慢性咽炎最好的方法，不过，除此之外还有很多值得注意的事项及措施。

预防措施：

（1）治疗鼻、口腔、下呼吸道疾病，包括病牙。

（2）勿饮烈性酒和吸烟，饮食时避免辛辣、酸等强烈调味品。

（3）改善工作生活环境，进行生产设备改造，减少粉尘和有害气体的刺激。

（4）生活起居有常，劳逸结合。及时治疗各种慢性疾病，保持每天通便，清晨用淡盐水漱口或少量饮用（高血压、肾病者勿饮盐开水）。

（5）适当控制用声。用声不当，用声过度，长期持续演讲和演唱对咽炎治疗不利。

缓解胃部不适，调理慢性胃炎为主

一、了解病症由来

慢性胃炎是一种常见多发病，其发病率居各种胃病之首，并随年龄增加而发病率增高，严重威胁着人们的健康。

发病机理：

慢性胃炎是胃黏膜上皮遭到各种致病因子的经常反复侵袭，发生持续性慢性病变。由于黏膜再生改造，最后导致固有的腺体萎缩，甚至消失，并可伴有肠上皮化生及异型增生或非典型增生的癌前组织学病变。

症状：

慢性胃炎按其症状表现主要分为：慢性浅表性、慢性萎缩性和慢性肥厚性三种。

（1）浅表性胃炎：可无症状，或有不规则上腹隐痛，尤为进食油腻后明显，无饥饿痛，服碱性药可暂时缓解，或有反酸、嗳气、腹胀等消化不良症状。

（2）萎缩性胃炎：胃窦炎者，胃肠道症状不明显，如上腹不适、疼痛、食欲不振、消化不良、腹胀、腹泻，可有消化道出血。胃体胃炎者，消化道症状较少，突出表现为体重下降、贫血（多系缺铁性贫血），伴舌炎、舌乳头萎缩。

（3）肥厚性胃炎：属高分泌性胃病者，临床症状似溃疡病。

此外，由于幽门括约肌功能失调而致的胆汁返流性胃炎，常有明显而持久的上腹部不适或疼痛，尤以进餐后为甚，可伴恶心和胆汁性呕吐。

二、治疗期间注意事项

（1）病情严重者，应卧床休息，内服汤药。虚寒性者，宜温服，发作前服；虚热性者，宜稍凉服；呕吐者，服药前用鲜生姜擦舌面，汤药改多次分服。质硬丸药，须温开水化开服用。

（2）饮食有节，不可暴饮暴食，避免进食生冷、坚硬、辛辣及肥甘油腻食物，宜吃软食及易消化食物，少吃多餐。胃痛持续不已者，应在一定时间内进流质或半流质饮食。

（3）避免忧思郁怒，保持心情愉快，性格开朗。

三、食疗、偏方有功效

慢性胃炎大都是由饮食方面诱发的，因此，在治疗的时候，还是应该以食疗为主。

1. 食疗秘方

▲食疗秘方一：党参猪脾粥

原料：猪脾数具，党参15克，陈皮6克，粳米60克，生姜3片，葱白少许。

做法：将猪脾洗净，切薄片；葱白、陈皮洗净，切粒；生姜洗净，切丝；党参、粳米洗净。把党参、粳米放入锅内，加清水适量，文火煮沸后下陈皮，再煮成粥，然后下猪脾、姜、葱煮熟，调味即可。

食法：正餐食用。

▲食疗秘方二：扁豆陈皮煎

原料：白扁豆25克，大枣20克，白芍、陈皮各5克。

做法：将白扁豆、大枣洗净，与白芍、陈皮同放入砂锅中，加水1000毫升煮取汁800毫升。

食法：温服。

功效：益气健中，运脾化湿。用于慢性胃炎、慢性肠炎、大便稀溏等。本汤用扁豆健脾祛湿，大枣调补肠胃，白芍缓中止痛，去水气，利小便，陈皮行气健脾。其所含挥发油对消化道还有温和刺激作用，可使肠胃积气排出，胃液分泌增加。

▲食疗秘方三：姜韭牛奶

原料：韭菜250克，生姜25克，牛奶250克。

做法：将韭菜、生姜切碎、捣烂，以洁净纱布挤取汁液，放入锅内再加牛奶，加热煮沸。

食法：每日早晚趁热吞服。

功效：温胃健脾。

▲食疗秘方四：柿饼粥

原料：柿饼2～3个，粳米100克。

做法：柿饼洗净挤碎，与淘净的粳米同煮成粥。

食法：做早餐食用。

功效：止血和胃。

▲食疗秘方五：仙人掌炒牛肉

原料：牛肉90克，仙人掌60克，生姜4片。

做法：先选鲜嫩牛肉洗净，用调味料腌好，武火起油锅，爆香姜，下牛肉，炒至八成熟，取出。取仙人掌洗净，切细；起油锅下仙人掌炒熟，然后下牛肉，调味并加入湿芡即可。

食法：随餐食用。

功效：行气活血，健脾益气。

适应症：胃溃疡属脾虚气滞者，症见胃脘疼痛，饮食减少，脘腹胀满。

▲食疗秘方六：羊肉萝卜汤

原料：草果5克，羊肉500克，豌豆100克，萝卜300克，生姜10克，香菜、胡椒、食盐、醋适量。

做法：将草果、羊肉块、豌豆、生姜放入铝锅内，加水适量，置武火上烧开，即移文火上煎熬1小时，再放入萝卜块煮熟。放入香菜、胡椒、盐，装碗即成。

食法：食用时加少许醋，用粳米饭佐食。

功效：适用于脘腹冷痛、食滞胃脘消化不良等病症。

▲食疗秘方七：蜂蜜马铃薯汁

原料：鲜马铃薯1000克。

做法：切丝捣烂，以净纱布挤汁，取汁放在锅中，先以文火烧开，然后以小火煎熬浓缩至稠黏时，加入蜂蜜一倍量，再煎至稠黏停火，然后装瓶备用。

食法：每日早晚各服一匙，空腹服用，2～3周为一疗程。

功效：此方有和胃、温中、健脾、益气功效，对表现为脾胃虚寒，胃、十二指肠溃疡及习惯性便秘者有辅助治疗功效。

2. 偏方

▲偏方一：芹菜根生姜粥

原料：水芹菜根60克，生姜6克，大米60克，蜂蜜30克。

做法：将芹菜根洗净，切碎，用干净纱布包好；生姜洗净，切丝；大米淘洗干净，备用。锅内加水适量，放入芹菜根袋、大米、姜丝煮粥，熟后拣出芹菜根袋，调入蜂蜜即成。

食法：每日2～3次，空腹服用，连服3～5天。

功效：芹菜根性凉，味甘，有清胃解热、祛风利湿等功效。生姜性温，味辛，有温中散寒、发汗解表、和胃止呕等功效。适用于急性肠胃炎。

▲偏方二：玫瑰露

原料：玫瑰花约40克。

做法：每年4～6月间，在玫瑰花蕾将开放时，选取朵大、瓣厚、色紫、鲜艳、香气浓者，分批采摘后，用小火迅速烘干；烘时将花摊成薄层，花冠向下，待其干燥后，再翻转烘干其余部分；将干玫瑰花约40克放入烧瓶内，加入适量清水，将瓶塞盖上，接上冷凝管，然后将烧瓶置于酒精炉上加热，烧开后收取蒸馏液即得玫瑰露（即玫瑰花的蒸馏液）。

食法：每日2～3次，每次80毫升左右，温热饮用，连服约6天。

▲偏方三：葡萄酒泡香菜

方法：取普通葡萄酒数瓶，把酒倒在敞口瓶里，放入洗净的香菜，比例为1：1，密封泡6天即可。早、中、晚各服一小杯，连服3个月。将泡过的还保持绿色的香菜吃下去，效果更好。

▲偏方四：蜂蜜拌花生油

方法：将蜂蜜500克倒入碗中，用锅将125～150克花生油（豆油亦可）烧至沫消失为止，然后将油倒入盛有蜂蜜的碗中，搅拌均匀，在饭前20～30分钟服用一羹匙，早晚各一次，病重者中午可增加一次。

（注：蜂蜜有消炎、愈合创伤、增强消化系统功能及滋补作用，它可调节胃肠功能，对胃和十二指肠溃疡、胃穿孔、消化不良及慢性胃炎等疾病均有疗效。）

▲偏方五：红枣泡饮

方法：将大红枣洗净，炒到外皮微黑，以不焦煳为准。把炒好的枣掰开，放杯子里用开水冲泡，一次放三四个，可加适量糖，颜色变后即可，当茶饮用。此法对老胃病也有独特的疗效。

▲偏方六：炒食核桃

方法：取7个核桃，去皮切碎，用铁锅小火炒到淡黄色时，放入60克红糖再炒几下即可出锅，趁热慢慢吃下。每天早晨空腹吃一次，过半小时后才能吃饭、喝水。一连吃12天为一疗程，不要中断，坚持服用有显著疗效。

四、身体健康，预防是关键

与疗法一样，在饮食方面多注意不但能够治疗慢性胃炎，同时还能达到预防的效果。

预防措施：

（1）忌饮食无规律：胃炎的饮食原则上应以清淡、对胃黏膜刺激小的食物为主，但并非清淡饮食就能缓解病人的症状。饮食应有规律，勿过饥过饱，要少食多餐。尤其是年老体弱，胃肠功能减退者，每日以4～5餐为佳，每次以六七成饱为好。食物中注意糖、脂肪、蛋白质的比例，注意维生素等身体必需营养素的含量。

（2）忌烟酒辛辣刺激食物：乙醇能溶解胃黏膜上皮的脂蛋白层，对胃黏膜有较大的损害，人们在吸烟时候，烟雾中的有害物质溶解并附着在口腔、咽喉部，随吞咽进入胃内，这些有害物质对胃黏膜也有很大损害。因此，急、慢性胃炎患者，一定要戒除烟酒，以免加重病情，甚至造成恶性变。（辣椒、芥末、胡椒、浓茶、咖啡、可可等食品或饮料，对胃黏膜有刺激作用，能使黏膜充血，加重炎症，也应戒除。）

（3）忌过冷、热、硬食物：过凉的食物和饮料，食入后会导致胃痉挛，胃内黏膜血管收缩，不利于炎症消退；过热的食品和饮料，食入后会直接烫伤或刺激胃内黏膜。胃炎病人的食物应软硬适度，过于坚硬粗糙的食品、粗纤维的蔬菜、用油煎炸或烧烤的食品，食用后会加重胃的机械消化负担，使胃黏膜受到摩擦而损伤，加重黏膜的炎性病变。

（4）忌不洁饮食：胃炎患者要特别注意饮食卫生，尤其是夏季，生吃瓜果要洗净，不要吃变质食品。因为被污染变质的食品中含有大量的细菌和细菌毒素，对胃黏膜有直接破坏作用。放在冰箱内的食物，一定要烧熟煮透后再吃，如发现变质，要坚决扔掉，禁止食用。

铲除消化性溃疡，“吃嘛嘛香”

一、了解病症由来

消化性溃疡主要指的是胃及十二指肠溃疡。可以说，这种疾病是一种非常折磨人的病——太饱不成；太饿也不行，而且也是一种很难治愈的疾病。

发病机理：

（1）幽门螺旋杆菌感染。这种细菌的感染是引起慢性胃窦炎的主要病因，而慢性胃窦炎与消化性溃疡密切相关，多数消化性溃疡患者合并有慢性胃窦炎存在。在胃溃疡中幽门螺旋杆菌的检出率为70～90%，在十二指肠溃病中幽门螺旋杆菌的检出率高达95～100%。所以，凡有幽门螺旋杆菌感染的溃疡，均需抗菌药物联合治疗，才可能根治。

（2）滥用药物。阿司匹林、吲哚美辛、保泰松及皮质激素类药物如泼尼松、地塞米松等都能引发溃疡病，其中以阿司匹林尤甚。

（3）精神因素。情绪不良、精神紧张都可通过神经内分泌系统增加胃酸的分泌，又影响胃肠道黏膜的血液营养供应而引起溃疡病。如临床上经常遇到一些青年在过度劳累、终日处于紧张状态时出现消化道溃疡甚至出血。

（4）饮食无规律，暴饮暴食或无规律饮食，都可影响胃消化功能，造成消化不良和营养不良，而营养不良可削弱胃黏膜的屏障作用，导致溃疡病的发生，并可影响黏膜的修复。

（5）嗜食零食。因为吃零食后刺激胃酸分泌，但由于摄入食物较少，无需大量胃酸来帮助消化，多余的胃酸就会消化胃及十二指肠黏膜本身，造成消化性溃疡。

（6）吸烟。烟草中含有的尼古丁成分有损伤胃黏膜的作用，长期吸烟还可使胃酸分泌过多，使胆汁返流进入胃而破坏胃黏膜，抑制胰分泌HCO_3，中和胃酸的能力下降，并可造成黏膜中前列腺素含量降低，而前列腺素有保护胃肠道黏膜的作用。以上这些均说明吸烟是消化性溃疡的一个重要致病因素。

（7）饮酒。酒精可刺激胃酸分泌，对胃黏膜也有直接损伤作用。有饮酒嗜好同时又经常吸烟或长期服用阿司匹林等药物者，更易发生溃疡病。

（8）遗传。溃疡病患者家庭中的再发率风险高；单卵双胞胎同时发生溃疡的几率在50%以上；在十二指肠溃疡患者中O型血较其他血型多见。

症状：

多数溃疡病患者具有典型临床表现。症状主要特点是：慢性、周期性、节律性上腹痛，体征不明显。约10～15%患者平时缺乏典型临床表现，而以大出血、急性穿孔为其首发症状。

（1）慢性经过：除少数发病后就医较早的患者外，多数患者病程已长达几年、十几年或更长时间。

（2）周期性：除约10～15%患者第一次发作外不再复发，大多数患者反复发作，发作期与缓解期交替出现，反映了溃疡急性活动期、愈合期、瘢痕期的溃疡周期的反复过程。

（3）节律性：溃疡病与胃酸刺激有关，临床上疼痛与饮食之间具有典型规律的节律性。胃溃疡疼痛多在餐后半小时出现，持续1～2小时渐消失，直到下次进餐后重复上述节律；十二指肠溃疡疼痛多在餐后2～3小时发作，直至下次进餐或服制酸剂后完全缓解，具有夜间痛的特点。

（4）疼痛部位：胃溃疡疼痛多位于腹部正中或偏左，十二指肠溃疡疼痛部位多在腹正中或偏右。除上腹痛外，尚有嗳气、反酸、胸骨后烧灼感、流涎、恶心、呕吐、便秘、失眠等症状。

二、治疗期间注意事项

（1）饮食要定时，进食不宜太快，避免过饱过饥，一般不必严格食谱，但应避免粗糙、过冷过热和刺激性大的食物，如香料、浓茶、咖啡等。急性活动期症状严重的患者可给流质或软食，进食次数不必过多，一般患者及症状缓解后可从软食逐步过渡到正常饮食。

（2）戒酒及戒烟亦为治疗的一部分。饮酒能促进胃酸分泌和破坏胃黏膜屏障，对溃疡不利。吸烟能延迟溃疡的愈合。烟叶中所含物质（尼古丁）能降低幽门括约肌张力，促进胆汁返流，也具抑制胰泌素分泌HCO_3的作用；长期吸烟还能加强迷走神经张力，促进胃酸分泌。

（3）应禁用能损伤胃黏膜的非甾体炎药，如阿司匹林、吲哚美辛、保泰松等。

（4）精神紧张、情绪波动时可用安定药，如四氢帕马丁、利眠宁、安定或多虑平等，以稳定情绪，解除焦虑，但不宜长期服用。

三、食疗、偏方有功效

尽管消化道溃疡对饮食方面很有讲究，然而一些食疗却能够很好地治疗与控制溃疡面的扩展。

1. 食疗秘方

▲食疗秘方一：鸡蛋花

方法：将滚烫的开水冲入已搅匀的鸡蛋中即成，一般以一个鸡蛋调成一小碗，以质地较稠为宜。

▲食疗秘方二：木耳红枣羹

方法：适量黑木耳、红枣烧成甜羹食用。

▲食疗秘方三：牛奶大米粥

方法：适量牛奶加大米煮成奶粥食用。

2. 偏方

▲偏方一：妙用土豆

原料：土豆2000克。

做法：将土豆洗净，去除芽眼，切碎捣泥，装入净布袋内，放入1000毫升清水内，反复揉搓，便生出一种白色的粉质。把含有淀粉的浆水倒入铁锅里，先用旺火熬，至水将干时，改用小火慢慢烘焦，使浆汁最终变成一种黑色的膜状物，取出研末，用容器贮存好。

食法：每日服3次，每次饭前服1克。

▲偏方二：妙用蛋壳

原料：鸡蛋壳300克，川芎、大黄、肉桂各15克。

做法：将上述4味混合研成细末。

食法：每次3克，每日3次，饭后温开水冲服。

▲偏方三：卷心菜汁

方法：鲜卷心菜汁，每次1杯，每日2次，空腹温服。

四、身体健康，预防是关键

饮食不节与某些药物的不良作用，可对胃、十二指肠黏膜有不良影响，会通过各种机理引起消化性溃疡。因此，在预防的过程中，这些方面是至关重要的。

预防措施：

（1）饮食有规律，切忌暴饮暴食，过饱过饥，以免增加胃的负担，引起出血、穿孔等不良后果。

（2）避免饮醇类饮料，尤其是烈性酒，它可直接损伤胃黏膜，还会促使胃酸过多地分泌。

（3）少饮咖啡、浓茶，它们会刺激胃酸分泌，对胃黏膜也有一定损伤。

（4）吸烟也是破坏胃黏膜的致命因素，因此应尽量不吸烟或少吸烟。

缓解鼻炎症状，远离慢性鼻炎烦恼

一、了解病症由来

对于慢性鼻炎来说，不但病情顽固，而且发病源因很多，是一种很难预防和治疗的疾病。

发病机理：

（1）急性鼻炎反复发作或治疗不彻底而演变成慢性鼻炎。

（2）由于邻近的慢性炎症长期刺激或畸形，致鼻发生通气不畅或引流阻塞，如慢性鼻窦炎、鼻中隔偏曲、慢性扁桃体炎或腺样体肥大等。

（3）鼻腔用药不当或过量过久形成药物性鼻炎，常见于久用萘甲唑啉之后。

（4）全身的病因，如慢性疾病、内分泌失调、长期便秘、肾脏病和心血管疾病；维生素缺乏，如维生素A或C。

（5）烟酒过度可影响鼻黏膜血管舒缩而发生障碍。

（6）长期服用利舍平等降压药物，可引起鼻腔血管扩张而产生似鼻炎的症状。

（7）环境因素：如在水泥、烟草、煤尘、面粉或化学物质等环境中的工作者，鼻黏膜受到物理和化学因子的刺激与损害，可造成慢性鼻炎。温湿度急剧变化的环境，如炼钢、冷冻、烘熔等车间工人，也较易发生此病。

症状：

鼻塞和鼻涕增多为最显著，亦常有嗅觉障碍及头痛等。

（1）鼻塞多为间歇性和交替性，有时为持续性，侧卧时其下侧较重。

（2）常在运动后或在新鲜空气中鼻塞减轻，而在静坐阅读、演算或手工操作时鼻塞加重。

（3）鼻塞重者可导致闭塞性鼻音，嗅觉减退及头痛，有时引起注意力不能持久集中和失眠。

（4）分泌物增多，一般呈稠厚半透明黏液状，间或伴有少许脓液。

二、食疗、偏方有功效

尽管鼻子不是消化器官，然而一些食疗及偏方却能够达到极好的治疗效果。

1．食疗秘方

▲食疗秘方一：醋泡芥末

方法：将一份芥末在2～3份醋中泡3～5日后，用其调拌凉菜或作为水饺、包子佐餐的调味品，连吃数日，对治疗感冒引起的流鼻涕、流眼泪效果明显，对治疗过敏性鼻炎也有显著效果。

▲食疗秘方二：菊花蜜

方法：采集新鲜白色野菊花花瓣，洗净、阴干，将适量蜂蜜倒入一瓷碗中，将净菊花瓣150克放在蜂蜜上。将容器置于锅内蒸约十几分钟，待菊花瓣全部烂熟于蜂蜜中，再加菊花瓣150克放在蜂蜜上，再蒸十几分钟，待冷后用竹筒装好备用。

食法：每天早晚各服1勺。

功效：经常食用可治好鼻炎。

▲食疗秘方三：大蒜疗法3方

方（1）：将大蒜捣烂，用干净的纱布包好，挤压出蒜汁滴入每侧鼻孔内，用手压几下鼻翼，以使鼻孔内都能沾到蒜汁，几次可愈。大蒜过敏者禁用。

方（2）：取200克白萝卜和50克大蒜，捣烂后取汁，加入盐0.5克，每天0.6毫升滴入鼻孔内，左边不通滴左边，右边不通滴右边，交替4～5次，一般一个月内可好转。

方（3）：在蒜汁和葱汁中加入少许牛奶，然后把它滴入鼻腔内。三者比例视个人情况而定，以不感灼痛为宜。此法对治疗由伤风引起的鼻炎尤为有效。

2. 偏方

▲偏方一：巧用绿苔塞鼻

方法：将绿苔放在碗里用水泡半日，洗净后用单层纱布卷绿苔，晚上塞入一侧鼻孔中，第二天晚上再塞另一个鼻孔，坚持多做几次。一年未痊愈，第二年再治疗，可使鼻炎彻底痊愈。

▲偏方二：红霉素、四环素眼药疗法

方法：取红霉素或四环素眼药膏涂在消毒的棉花棒上，伸入鼻腔内均匀涂上药膏，每次以涂满鼻腔为准，1日两次，一般鼻炎有3～5天即可痊愈，无后遗症。

三、身体健康，预防是关键

慢性鼻炎一旦病发，不但会影响人们的正常呼吸，还会迫使人们养成一些不好的习惯，诸如擦鼻涕、打喷嚏等，因此千万还是不要患上此种病患为妙。

预防措施：

（1）注意工作、生活环境的空气清净，避免接触灰尘及化学气体，特别是有害气体。

（2）加强营养，增强正气。

（3）加强锻炼，提高身体素质。通过运动，可使血液循环改善，鼻甲内的血流不致阻滞。

（4）改掉挖鼻的不良习惯。

（5）及时矫正一切鼻腔的畸形。

（6）根治病灶，彻底治疗扁桃体炎、鼻窦炎等慢性疾病。

（7）慎用鼻黏膜收缩剂（萘甲唑啉、麻黄碱等）。

让脚不再“受气”，一定要治愈脚气

一、了解病症由来

脚气是一种极常见的真菌感染性皮肤病。成人中70%～80%的人有脚气，只是轻重不同而已。常在夏季加重，冬季减轻，也有人终年不愈。

发病机理：

（1）医学上的“脚气病”是指维生素B缺乏引起的全身性疾病，而俗名为脚气的足癣，则是真菌（又称毒菌）感染所引起的一种常见皮肤病。

（2）足部多汗潮湿或鞋袜不通气等都可诱发本病。皮肤癣菌常通过污染的澡堂、游泳池边的地板、浴巾、公用拖鞋、洗脚盆而传染。足癣如不及时治疗，有时可传染其他部位，如引起手癣和甲癣等，有时因为痒被抓破，继发细菌感染，会引起严重的并发症。

症状：

医学上通常将脚气分三型：糜烂型、水疱型、角化型脚气，而且每种类型的症状都有所不同。

（1）糜烂型：好发于第三与第四、第四与第五趾间。初起趾间潮湿，浸渍发白或起小水疱，干涸脱屑后，剥去皮屑为湿润、潮红的糜烂面，有奇痒，易继发感染。

（2）水疱型：好发于足缘部。初起为壁厚饱满的小水疱，有的可融合成大疱，疱液透明，周围无红晕。自觉奇痒，搔抓后常因继发感染而引起丹毒、淋巴管炎等。

（3）角化型：好发于足跟。主要表现为皮肤粗厚而干燥，角化脱屑、搔痒，易发生皲裂。本型无水疱及化脓，病程缓慢，多年不愈。

二、治疗期间注意事项

（1）要坚持用药。足癣是一种慢性感染，真菌寄生角质层中生长繁殖，需长期用药才能杀死它。

（2）不乱用药。脚气用药最关键的是应分类型进行连贯正规的治疗。有人用氟轻松等皮质类药膏来治疗足癣，结果越治越扩展。有人将阿司匹林片压碎撒在糜烂的足趾间，结果造成溃疡，长期疼痛不愈。有很多人在皮肤形成红痒斑块时外用皮炎平软膏是一个误区，皮炎平软膏中有大量的激素成分，而这正好是真菌的营养剂，所以在肯定是癣的情况下搽皮炎平，只会越搽越厉害。

（3）用药要根据病变的具体情况。破溃处不能用酊剂，皮肤变厚，裂口该用软膏。破烂出水时应该到医院，由医生按照具体情况进行适当的治疗。

（4）足癣发生继发感染时，局部出现急性炎症，就不能按一般足癣治疗，应该先处理继发感染。如有红肿，局部可外用硼酸水或呋喃西林液冷温敷可消炎消肿，必要时还要用抗生素，并按照医生嘱咐适当休息。

三、食疗、偏方有功效

对于脚气而言，民间曾经出现过一些不错的治疗偏方，这些偏方解决了不少患者的病痛。

▲偏方一：黄豆水泡脚

方法：150克黄豆打碎加入水约1000克，用火煮20分钟，待水温能洗脚时用来泡脚，可多泡会儿。治脚气病效果极佳，脚不脱皮，而且皮肤滋润。一般连洗三四天即可见效。

▲偏方二：无花果叶泡水洗脚

方法：取无花果叶数片，加水煮10分钟左右，待水温合适时泡洗患足10分钟，每日1～2次，一般三五天即愈。

▲偏方三：韭菜末泡水洗脚

方法：鲜韭菜250克洗净，切成碎末，放在盆内，冲入开水。等能下脚时，泡脚半小时，水量应没过脚面。一个星期后再洗一次，效果更好。

▲偏方四：啤酒泡脚

方法：把瓶装啤酒倒入盆中，不加水，双脚清洗后放入啤酒中浸泡20分钟后再冲洗。每周泡1～2次。

▲偏方五：食盐撒敷患处

方法：先将患部用水洗净，对于那些还没有破头的病泡，洗前须用针挑破，并挤净泡内存液，以能挤出血水为最好，之后再在患部撒上一层盐，用手指轻轻揉搓一两分钟，搓后便能结痂而痊愈。

▲偏方六：芦荟叶汁涂患处

方法：每晚洗完脚，将芦荟叶汁往脚上涂抹，自然风干，每日1次，5次后脚气症状消失。

▲偏方七：醋疗法3方

方（1）：在500克老醋中放3头鲜大蒜，浸泡40小时，然后将患脚泡进溶液，1天泡三四次，每次半小时，10天后脚气消失。

方（2）：取紫罗兰擦脸油一瓶，用适量醋调匀（陈醋效果为最佳），一般调匀至颜色暗淡为宜，涂抹到患处。该处方适于有异味、奇痒、溃疡状或脚上有网状小眼等症状的脚气病。

方（3）：取食醋2000克，黄精250克，倒入搪瓷盆内，泡3天3夜（不加热、不加水）后，用盆里浸泡液泡脚。第一次泡3个小时，第二次泡两个小时，第三次泡1个小时。每晚1次。

四、身体健康，预防是关键

由于脚气病的产生原因一是卫生问题，二是维生素不足，因此预防的时候也应从这两点出发。

预防措施:

（1）要保持脚的清洁干燥，汗脚要治疗。勤换鞋袜，趾缝紧密的人可用草纸夹在中间，以吸水通气。鞋子要通气良好。

（2）不要用别人的拖鞋、浴巾、擦布等，不要在澡堂、游泳池旁的污水中行走。

（3）公用澡堂、游泳池要做到污水经常处理，用漂白粉或氯胺T钠消毒，要形成制度，以防相互传染脚气。

（4）平日注意吃些富含维生素B的食物，诸如，肝、肉类、牛奶、酵母、鱼、豆类、蛋黄、坚果类、菠菜、奶酪等，来弥补维生素B的不足。

治疗糖尿病，护理、预防是关键

一、了解病症由来

由于人体内的胰岛素不能发挥正常作用或分泌过少而导致全身代谢紊乱的疾病就叫做糖尿病。糖尿病可导致糖、蛋白质、脂肪、电和水解质的代谢紊乱，这是一种终生性疾病，许多老年人被糖尿病所困，其身心健康和日常生活都受到了极大影响。

发病机理：

（1）先天原因。研究表明，家族中其他人患有糖尿病的患者占糖尿病患者总数的24.5%，说明这部分患者的病因有可能先天就存在。

（2）生理因素。由于老年人生理机能衰退，新陈代谢减慢，并且活动逐渐减少，体形容易发胖，肌肉摄取、贮存和代谢葡萄糖的能力下降，从而导致高血糖。

（3）饮食因素。摄入糖分过多也可导致血糖升高。

（4）其他因素。如果体内存在糖尿病遗传因素，那么泌尿系统感染、心肌梗塞、中风等感染应激因素也会成为糖尿病的诱因。

另外，某些药物也会导致血糖升高，如利尿药、吲哚美辛等。

症状：

（1）喝水多。经常感到口渴，大量喝水以补充身体因排尿流失的水分。

（2）进食多。由于随尿液排出了大量葡萄糖，导致身体缺乏能量，从而产生饥饿感，因此食欲大增。食量大，且经常进食。

（3）尿频。排尿次数频繁，尿量多，每日尿量可在3000～6000毫升左右。

（4）肥胖或消瘦。多食是造成肥胖的主要原因，而由于葡萄糖不能被人体吸收，同时人体持续消耗能量，从而导致体重减轻。

（5）浑身无力。患者经常感觉浑身疲乏、四肢无力，精神萎靡不振。

二、治疗期间注意事项

（1）脂肪摄入量每天每千克体重应该少于1克，过多脂肪会阻止糖的利用，易于引起酮症酸中毒，因此应该少吃或不吃动物油，忌吃动物内脏，如脑、肾、肚、心等高胆固醇食物。

（2）有关蛋白质的摄入量亦应酌情而定，如果病情严重，肝肾功能不好，应坚决限制蛋白质的摄入量。

（3）糖尿病患者应戒饮酒。酒中的酒精能产生大量的热量，每克酒精能释放出7千卡热能，酒会加重病情，故糖尿病患者应坚决限制饮酒。

三、食疗、偏方有功效

对于糖尿病来说，确实有一些食疗秘方能够起到一定的辅助治疗效果。

▲食疗秘方一：猪胰苦瓜汤

原料：猪胰脏1～2条，苦瓜、荸荠及猪瘦肉各100～200克。

做法：将胰脏除去脂肪部分，荸荠去外皮，各用料均洗净、切碎，加水煮汤。

食法：调味后食用。

功效：健脾润肺，清热消水。适用于糖尿病患者。如尿多、口渴甚者，可加入玉米须20～30克同煮。

▲食疗秘方二：菠菜根粥

原料：鲜菠菜根250克，鸡内金10克，粳米适量。

做法：菠菜根洗净、切碎，与鸡内金加水适量煎煮半小时，加入淘净的大米，煮烂成粥。

食法：做早晚餐。

功效：止渴润肠。

▲食疗秘方三：黄鳝肉丝粥

原料：黄鳝头150克，猪瘦肉60克，大米100克，姜丝2克，葱末2克，精盐1克，味精2克，料酒10毫升，熟猪油10克。

做法：将黄鳝头洗净；猪瘦肉切丝；大米淘洗干净，备用。锅内加水适量，放入黄鳝头、猪肉丝、大米、姜丝、葱末、精盐、料酒煮烂成粥，熟后调入味精、熟猪油即成。

食法：每日1～2次，长期食用。

功效：黄鳝是高蛋白食物，能补充糖尿病患者的蛋白消耗；同时黄鳝中又含有黄鳝素A和黄鳝素B两种物质，有显著的降糖作用。适用于糖尿病。

▲食疗秘方四：茄子炒牛肉

原料：茄子100克，牛肉60克，生姜10克，大蒜少许。

做法：先将茄子洗净、切片，清水浸渍1小时；牛肉洗净、切片，生姜洗净、切丝，取食盐、生粉少许，互为混匀；大蒜去衣、捣烂，起油锅，放入大蒜，随后放下茄子片，炒熟铲起；另用油起锅，下牛肉料，炒熟，并与茄片混匀，调味即可。

食法：随餐食用。

功效：清热养胃，宽肠散血。

适应症：糖尿病属胃有积热，下移大肠者，症见消谷善饥，食不知饱，能食而形瘦，大便秘结，或大便不畅，便血鲜红，先血后便，舌红苔白，脉滑数。尤宜于糖尿病兼有肠风便血者，现多用于糖尿病兼有痔疮者。

禁忌症：脾胃虚寒、肠滑便稀者及高血脂者不宜食用。

▲食疗秘方五：南瓜煨田鸡

原料：南瓜250克，田鸡90克，大蒜少许。

做法：将田鸡去内脏及外皮、洗净；南瓜去皮、切块；大蒜去衣、捣烂；然后起油锅，放入大蒜煎香，再放入南瓜炒熟，加清水适量，放入田鸡，文火煮半小时，调味即可。

食法：随餐食用。

功效：补气益阴，化痰排脓。

适应症：糖尿病并发肺脓疡属气阴两虚，正虚邪态者，症见口燥咽干，烦渴喜饮，咯吐脓痰，久涎不净，盗汗自汗，形体消瘦，舌嫩红，脉虚数等。

禁忌症：症见脘腹胀满、舌苔白厚腻者不宜食用。

四、身体健康，预防是关键

在这里需要指出的是，目前为止，世界上根本没有完全治愈糖尿病的药物，只能是改善病情而已。由此不难看出，在预防糖尿病的问题上是多么的至关重要。

预防措施：

（1）控制体重。通过进行运动锻炼身体，不仅控制体重还能增强体质。

（2）坚持定期体检。定期检查血糖、血脂、肾功能等，以便及早发现及时治疗。

（3）控制饮食。合理搭配控制饮食，防止肥胖，预防糖尿病。

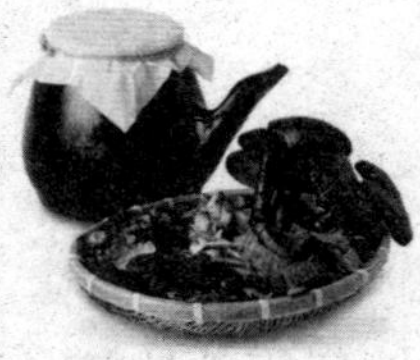

第四章

轻松搞定“宝宝病”

宝宝作为爱的结晶、明天的希望，备受家庭与社会的双重关注。然而，由于一系列的宝宝常见病及初为父母的年轻人并不太懂得如何去应对，导致了这些常见病严重威胁着宝宝的生命安全及身体健康。

不过现在不用怕了，本章正是针对各种宝宝常见病而写的，让家长们轻松搞定这些“宝宝病”，还宝宝一个健康体魄。

没有厌食症，宝宝更强壮

一、了解病症由来

厌食是指小儿除其他急慢性疾病外的较长时期的食欲不振或减退，甚至拒食的一种病症。

发病机理：

（1）局部或全身疾病影响消化道的功能，使胃肠平滑肌的张力低下，消化液的分泌减少，酶的活力减低。

（2）中枢神经系统受内外环境各种刺激，致使消化功能的调节失去平衡。

（3）胃肠道疾病，如胃及十二指肠溃疡、肝炎、慢性肠炎、痢疾及长期便秘等是食欲减低的常见原因。

（4）微量元素的缺乏，如缺锌可使舌乳头萎缩，造成味觉敏感度下降，也是厌食的原因。

（5）一些药物也可引起厌食，如红霉素、呋喃妥因、磺胺类等。

症状：

（1）食欲不振。

（2）恶心呕吐，手脚心热，睡眠不好，腹胀腹泻，舌苔黄白腻。

（3）以厌食为主诉，大便或干或稀，皮肤干燥，毛发稀黄、枯干或发育不良。一般心率、血液无变化，精神尚可。

二、治疗期间注意事项

（1）小儿患厌食症很多方面与家庭不正确的调养有关，家长要帮助、教育小儿养成良好的生活习惯，起居作息要有规律。

（2）维生素A、D的用量，即浓缩鱼肝油的服用量，必须在医生的指导下确定，以免过量，引起中毒反应。

三、食疗、偏方有功效：

儿童厌食，让儿童喜欢吃饭才能算达到目的，相信下面的一些食疗秘方、偏方一定能够起到作用的。

▲食疗秘方一：无花果炖猪瘦肉

原料：无花果60克（干品），猪瘦肉100～120克，清水适量。

做法：放入器皿中隔水炖熟。

食法：调味服食。

▲食疗秘方二：白糖栗子糊

原料：栗子7～10枚，白糖适量。

做法：将栗子煮熟，去壳捣烂，加清水适量煮成糊状。

食法：加白糖适量调味，喂服。

▲食疗秘方三：鸡蛋黄油

方法：将鸡蛋连壳煮熟，去蛋壳和蛋白，留蛋黄，放锅内文火熬炼取油。

食法：1岁以下婴儿每日服半个蛋黄的油，分2～3次服。1岁以上的小儿可每日服两个蛋黄的油，一个疗程的4～5天。

▲食疗秘方四：炖苹果泥

方法：用苹果1个，洗净削去皮，切成薄片，放碗内加盖，置锅中隔火炖熟。

食法：用汤匙捣成泥状，喂幼儿服食。

▲食疗秘方五：药茶疗法3方

方（1）鸡内金3克，研为细末，用开水冲服，日服3次，代茶饮之。主治小儿厌食。

方（2）橄榄，每日5枚，开水冲泡，当茶饮用。主治厌食症属胃阴不足者。

方（3）胡萝卜250克，水煎，加红糖少许，代茶频饮。主治小儿厌食，腹胀，食积不化，吐泻不止，哭闹不宁等症。

四、身体健康，预防是关键

儿童厌食症其实很容易预防，只是一些家长在儿童的饮食方面过于粗心或者管教方法不当罢了

预防措施：

（1）养成良好的饮食习惯，不偏食，不挑食，不贪凉。

（2）不要强迫进食，以防引起逆反心理而更加重病情。

（3）不要在餐桌上或就餐时管教孩子，以免影响孩子正常进食。

（4）餐前少饮水，不吃零食和水果，使小儿保持饥饿或半饥饿状态就餐，促其自觉地进食。

（5）缺锌引起的厌食可适当多吃些含锌量高的食物，如栗子、核桃、花生、瘦肉、蛋黄、动物肝脏及海产品等。

及时治愈儿童湿疹，让宝宝少受罪

一、了解病症由来

婴儿湿疹多发生在1～6个月。婴儿一旦患上湿疹，父母自然就成了最揪心的人了。

发病机理：

婴儿湿疹的病因较复杂，与多种因素有关。必须结合每一个孩子的具体情况仔细分析，查找原因，有时也难找到准确原因。

（1）常可诱发的因素如食物性过敏原，即鱼、虾、蛋、牛羊肉、牛羊奶制品。

（2）营养不良、消化不良、腹泻、奶内加糖过多，造成肠内异常发酵，肠内寄生虫等均可诱发湿疹。

（3）口水、溢奶、粗硬或未洗净的尿布均可刺激皮肤发生湿疹。

（4）新生儿常受母体雌激素影响而发生脂溢性湿疹，即俗称胎毒、湿毒。

（5）紫外线强光照射及过冷过热也可诱发湿疹。

症状：

湿疹的临床表现多种多样，一般分下列三种类型：

（1）急性湿疹：初起为红斑及针头至米粒大的红色丘疹、水疱，密集成群，境界不清，往往因剧烈的瘙痒而搔抓出现糜烂、渗液，有时痂下呈大片湿烂。

（2）慢性湿疹：因湿疹反复发作，久之皮肤肥厚、粗糙，皮损处出现色素沉着斑。

（3）亚急性湿疹：因急性湿疹期未彻底治愈而演变形成的。此时红斑、水肿已消退，糜烂渗出已减少，大部分皮损结痂，有轻度增生肥厚。

以上三型无严格界限，可相互转化，均有剧烈瘙痒、对称分布，易反复发作，使得病程拖长难于治愈。

二、治疗期间注意事项

（1）可以在牛奶里少放些糖，把奶多煮一会儿，使蛋白质变性；另外可以适当增加奶糕、豆粉等辅食，减少牛奶量，婴儿湿疹就会减轻。

（2）患湿疹的孩子不要用热水或肥皂烫洗，也应避免太阳晒，衣被不可太厚，避免毛线衣等接触皮肤，因为那样会刺激皮肤，加重湿疹。

（3）局部皮肤不要随便上药，如果需要上药，请遵医嘱。

（4）注意不让孩子的手到处乱抓，最好把孩子的指甲剪短，或用纱布把小儿手指包起来。湿疹患儿禁种牛痘，以防发生全身性牛痘，须待湿疹痊愈才能接种。

（5）饮食方面。如果是母乳喂养，母亲尽量避免吃容易引起过敏的食物，如对蛋白质过敏，可单食蛋黄；乳母暂不要吃蛋、虾、蟹等食物，但要多吃些含植物油丰富的食物，因不饱和脂肪酸通过乳汁到达婴儿体内，可防止毛细血管脆性和通透性增高，而这正是婴儿湿疹的病理基础。

三、食疗、偏方有功效

尽管婴儿湿疹非同小可，须谨慎处理，然而却不乏有一些很玄妙的偏方，对其有着效果不错的疗效，家长们可以酌情选用。

▲偏方一：醋熬猪皮胶

方法：用食用醋熬猪皮胶（酌加点水），待温后将其摊在一块干净布上，贴在患处，一次即愈。

▲偏方二：樟脑酒

方法：在150克白酒中加入12粒樟脑球（卫生球），放入耐高温的容器内，用火加温至樟脑球溶化，用卫生棉蘸搽患处，每日搽两次，一周内痊愈。

▲偏方三：香菜汁

方法：将鲜香菜洗净，挤汁抹在患处，可治小儿湿疹。

▲偏方四：外用阿司匹林

方法：将阿司匹林磨成粉，调成糊状涂抹于患处，每日两次，几天后湿疹即可好转。此法对减轻因湿疹引起的皮肤瘙痒也有很好的作用。

▲偏方五：黄连蜂蜜

方法：黄连25克，掺500克水浓煎，调进50克蜂蜜后即停火，待稍凉后饮服，每日早、中、晚各服1次，一次1小杯，服完再做，服两天后湿疹缓解，四五天后可愈。

四、身体健康，预防是关键

若想让婴儿少受罪，父母少忧心，自然就要在婴儿1～6个月的这段时间之内小心预防湿疹的发生。

预防措施：

（1）尽可能寻找病因，患湿疹的婴儿若是牛奶喂养的，需把牛奶煮沸时间加长。母乳喂养者母亲应避免食用鱼虾及刺激性食物，喂奶量要适当，不要过饱，要定时、定量，有规律。

（2）避免各种不良刺激，如水洗过勤，使用刺激性强的肥皂等，避免贴身穿毛织品、尼龙腈纶等化纤织物；成年人湿疹应忌烟、酒、葱、蒜等辛辣饮食。

（3）急性期不做预防接种。

（4）选用治疗各种湿疹的药物，包括抗组织胺类药，同时配合外用止痒、收敛、角质促成剂等。由于婴儿皮嫩，用药要慎重，最好请皮肤科医生诊治。

儿童营养不良，补充营养最重要

一、了解病症由来

因摄食不足，或食物不能充分吸收利用，以致能量缺乏，不能维持正常代谢，迫使机体消耗自身的组织，出现生长发育停滞。由于喂养知识和医学基础知识尚不够普及，故本病仍较常见。营养不良患儿不仅消瘦、体重下降，同时也造成全身和系统的功能紊乱，免疫功能低下，为许多疾病的发生创造了机会和条件。属于中医“疳症”诊治范畴。

发病机理：

（1）长期喂养不当。如母乳不足而又未及时给婴幼儿添加适当的辅食；有的人工喂养的小儿，长期以面糊或淀粉食物为主，蛋白质、脂肪、糖和热量均不能满足婴儿的需要，氨基酸、矿物质及维生素等也缺少。

（2）小儿患消化系统疾病

①消化道先天畸形。如小儿患唇裂、腭裂、肥大性幽门狭窄、食道狭窄等畸形，造成喂食困难，可导致营养不良。

②胃肠功能不好的婴幼儿会经常发生腹泻，如不注意营养，很快即出现消瘦。

③患肠炎、痢疾等消化道感染性疾病以及患乳儿肝炎、寄生虫病、胰腺炎等，也可导致营养不良。

（3）患感染性疾病。呼吸道经常受感染、反复肺炎、结核病、长期发热等，均可使小儿食欲和消化功能减退，而病体对热量和各种维生素的消耗又增加，均能促使小儿营养不良。

（4）早产婴、双生儿。由于这些婴儿先天营养不足，出生后营养需要量多，而消化力又比较弱，喂哺困难，易引起营养不良。

症状：

小儿营养正常表现在身高、体重增长正常，皮肤粉红色而且丰满，肌肉结实有弹性，神经精神发育正常，各器官的功能正常，小儿活泼愉快，反应能力很好，食欲好，睡眠安静。

营养不良的小儿体重增加缓慢，或者不增加，甚至可减轻，按病情的轻重，体重一般可比正常同龄儿轻15～40%，甚至更多。皮下脂肪减少，如不能维持正常代谢最低需要的蛋白质、热量、维生素和矿物质等，就会妨碍小儿脑与各器官的生长发育。

营养不良的程度可分为三度。

一度营养不良：患儿体重比正常平均体重轻15～20%，腹部及躯干部皮下脂肪薄，皮肤颜色正常或稍苍白，腹部皮下脂肪厚度小于0.8厘米，肌肉不坚实，其他无改变。

二度营养不良：患儿体重比正常平均体重轻25～40%，身高低于正常值；腹部皮下脂肪层几乎完全消失，胸、背、腰部、上下肢、臀部皮下脂肪少甚至消失，面部皮下脂肪也少；皮肤苍白且干燥、松弛而没有弹性；原来已经学会站和会走路的婴幼儿变成不能站立和行走；爱哭，哭声无力；烦躁，对周围环境不发生兴趣；食欲减低，对食物耐受性差，常易腹泻；运动功能发育迟缓；体温不规则，睡眠不安；免疫力降低，易患各种感染性疾病及佝偻病；可有贫血及其他维生素缺乏症的表现；略伴有体力不足，有的智力可能低于正常儿。

三度营养不良：患儿体重比正常平均体重轻40%以上，身高也低于正常值；发育迟缓，骨龄低，明显消瘦，最后臀部及面部皮下脂肪也消失，额部有皱纹，颌骨及颧骨突出，颏部变成长形，外貌像老人；皮肤苍白，完全失去弹性，个别部位皮肤可有脱屑、色素沉着、紫癜、褥疮或营养不良性溃疡；肌肉萎缩形成“皮包骨”；体温低于正常，心音低钝，精神不稳定，食欲低下或消失；对食物耐受力和免疫力更低，可引起胃肠道形态和功能紊乱，可有呕吐、腹泻、吸收不良和胃黏膜萎缩，导致各种营养缺乏，形成恶性循环。

患儿极易患佝偻病及各种感染性疾病，如肺炎、泌尿道感染、结核及各种传染病，感染时常伴有食欲减退、呕吐、腹泻等症状，使病儿的营养补充困难，又可导致营养不良加重，致使并发贫血及各种维生素缺乏。

二、治疗期间注意事项

（1）对已患有营养不良的小儿要给予良好的居住环境，使之安静休息。室内空气新鲜、阳光充足，并注意患儿的体温变化，尤其是冬天，体温易偏低，如手足发冷，要用热水袋保暖，但要避免烫伤。

（2）不要让患儿去人多拥挤的公共场所，以避免与传染病人接触。

（3）饮食成分和数量逐渐调整到与健康儿童相接近。对消化能力较差的病儿，应先给米汤、奶糕、粥等易消化的低脂饮食，待其胃肠功能适应后再增加蛋白质、维生素含量高的食物，如半脱脂牛奶、菜汤；待消化功能逐渐恢复正常后，再按月龄标准给予饮食。辅食添加要由少到多，由一种食物到多种食物，由细到粗、由稀到稠，切不可骤然增多许多食物品种。要注意观察小儿食欲及大便的性状、数量，如食欲差，出现恶心、呕吐，大便次数比原来增多或含有不消化食物，应暂停添加，待过1～2周后，再重新调整辅食，并选择孩子喜吃的食物，以增加其食欲。

有水肿病儿要给予富含蛋白质的饮食，调味要淡。每周可给小儿称体重1～2次，以验证调整饮食的效果。

（4）做好口腔清洁卫生，因为营养不良的小儿易缺乏多种维生素而导致口腔疾病。一般可在两次喂奶间给予少量开水，防口腔炎与真菌感染。发现鹅口疮可涂1%的甲紫。对患有口腔黏膜溃疡的儿童，吹敷锡类散，可促使愈合。

（5）小儿因维生素A缺乏引致两眼角膜干燥、混浊、软化甚或溃疡时，应在医生指导下滴鱼肝油或抗生素眼药水。滴时动作要轻柔，以防角膜溃疡穿孔。

（6）在小儿营养不良恢复期，应给孩子营养丰富、低渣、少油易消化的饮食，并纠正不良的偏食或挑食等饮食习惯；保证小孩有充足的睡眠；适当增加户外活动，多晒太阳，并按体质与月龄进行身体锻炼，以提高其消化能力、增进食欲、增强抗病能力，促进早日康复。

三、身体健康，预防是关键

小儿的营养不良主要是吸收营养方面的问题。因此，在预防的问题上紧抓这点不放就可以了。

预防措施：

（1）重视儿童保健，定期为小儿进行体格发育检查与评价，及早发现生长偏离，寻找原因，进行纠正。

（2）对小儿患有的各类可影响营养摄入的疾病进行治疗，从根本上去除病因。

（3）掌握儿童营养的知识，合理调整小儿饮食，保证小儿热能与营养素的正常摄入。

（4）全面提高儿童身体素质，减少各种传染病和感染性疾病的发生。

不要让龋齿陪伴宝宝一生

一、了解病症由来

龋齿最容易导致牙痛等牙病，让儿童饱受痛苦，更有甚者在换牙的时候根本还不掉，痛苦一生。

发病机理：

龋齿是多因素疾病，主要包括三个方面：细菌、饮食、牙和唾液，三者相互关联，缺少一个方面都不能发生龋齿。当前学者们认为唾液作为牙齿的外环境，是影响龋病的重要因素。

（1）细菌。龋齿发生和发展过程中，由于细菌在龋病发病中起着主导作用，因此，近年来国际上公认龋病是细菌病致龋的。细菌种类很多，最主要的是某些变形链球菌和乳酸杆菌。这些细菌与唾液中的黏蛋白和食物残屑混合在一起，牢固地黏附在牙齿表面和窝沟中。这种黏合物叫做牙菌斑或菌斑。菌斑中的大量细菌产酸，造成菌斑下面的釉质表面脱钙、溶解。临床调查证明口腔中菌斑多的儿童龋齿也多。

（2）饮食。在龋齿形成过程中，饮食是细菌的重要作用物。食物中含有大量的碳水化合物和糖，这些物质既供给菌斑中细菌生活和活动能量，又通过细菌代谢作用使糖酵解产生有机酸，酸长期滞留在牙齿表面和窝沟中，使釉质脱矿破坏，继之某些细菌又使蛋白质溶解形成龋洞。致龋的糖类很多，最主要的是蔗糖。

牙齿发育时期，营养决定牙齿组织的生化结构，钙化良好的牙齿抗龋性高。如果食物中含有的矿物盐类、主要维生素和微量元素，如钙、磷、维生素B_1、D和氟等不足，牙齿的抗龋性就低，造成龋齿发病的条件。乳牙在胎儿期即已发生、发育和钙化，母亲乳期的营养对胎儿乳牙的发育虽然没有决定性影响，但加强母体营养仍对乳牙钙化有利。除非母体患严重代谢障碍病或遗传病，一般乳牙不易受到严重影响。

（3）牙齿。牙齿的形态、结构和位置与龋齿发病有明显的关系。牙齿咬面的窝沟是发育过程中留下的缺陷，深窝沟内容易滞留细菌和食物残屑，而且不易清除掉，容易诱发龋齿。矿化不足，特别是钙化不足的牙齿，釉质和牙本质的致密度不高，抗龋性低，容易患龋齿。氟在牙齿矿化结构中的含量虽然很微小，但对增强牙齿的抗龋性很重要。牙齿中含适量氟就不易发生龋齿。乳牙和年轻恒牙的结构和钙化程度都还不够成熟，因此容易受致龋因素的影响，患龋率高。

二、身体健康，预防是关键

预防龋齿是一件非常重要的儿童保健工作，其基本原则是针对发病因素，采取相应措施。

预防措施：

（1）减少或消除病源刺激物，减少或消除菌斑，改变口腔环境，创造清洁条件是防龋的重要环节，最实际有效的办法是刷牙和漱口。应该加强宣传教育，使儿童从小养成口腔卫生习惯，学会科学的刷牙方法。

刷牙可以清除口腔中的大部细菌，减少菌斑形成。小儿可由家长用柔软毛巾或绒布擦洗牙齿。幼儿3岁以后就可以开始学习刷牙，尽可能做到早晚各刷一次，饭后漱口。睡前刷牙更重要，因为夜间间隔时间长，细菌容易大量繁殖。要顺刷，即"上牙由上往下刷，下牙由下往上刷"，"里里外外都刷到"，还要注意刷后牙的咬面。这样就可把牙缝和各个牙面上的食物残渣刷洗干净，刷牙后要漱口。不要横刷，横刷容易损伤牙龈，也刷不净牙缝里的残渣。

（2）应该注意儿童的饮食习惯，按时增加各种辅食，多吃粗糙、硬质和含纤维质的食物，对牙面有摩擦洁净的作用，减少食物残屑堆积。硬质食物需要充分咀嚼，既增强牙周组织，又能摩擦牙齿咬面，可能使窝沟变浅，有利减少窝沟龋。

（3）减少或控制饮食中的糖。我国是以谷类为主食的国家，控制饮食中的碳水化合物来防龋是有困难的。但近年来，糖制食品和各种饮料显著增多。应注意宣传，使家长教育儿童养成少吃零食和糖果糕点的习惯，睡前不吃糖，注意儿童三餐的制定。从幼儿就养成多吃蔬菜、水果和含钙、磷、维生素等多的食物。要尽可能吃些粗粮。要重视母乳喂养婴儿。

（4）增强牙齿的抗龋性，主要是通过氟化法增加牙齿中的氟素，特别是改变釉质表面或表面的结构，增强其抗龋性。

宝宝呼吸道感染不可忽，稍不留神就致命

一、了解病症由来

小儿反复呼吸道感染，简称复感儿，是指体质较弱的病孩在较长一段时间内反复不断地发生感冒发热或咳嗽流涕以及咽喉肿痛等呼吸道感染。它与年幼体弱、免疫功能低下有关，不仅表现为发病率高，而且存在常年反复发作的倾向。

发病机理：

病毒感染的占90%。主要包括副流感病毒、呼吸道合胞病毒、腺病毒等，另10%主要为细菌及其他病原体感染所致。营养不良，机体免疫力低下的小儿易患上感。

症状：

病原体感染后约7天发病。轻症患者仅有鼻塞、流涕、轻咳、咽部不适、不发热或低热，整个病程3～5天。重症患儿上述症状加重，高热达40摄氏度以上，甚至在高热初期出现高热惊厥、头颈疼痛、周身肌肉关节酸痛、嗜睡、烦躁、咳嗽频繁、咽部肿痛影响吞咽、食欲不振。少数患儿可有呕吐，腹泻，腹痛。查体仅能发现咽、扁桃体红肿，颈部颌下淋巴结肿大。检查心、肺、腹均无阳性发现。

二、治疗期间注意事项

（1）患病后注意休息，居室要保持有一定湿度的清新空气。多饮水，吃清淡并富有营养的饮食。

（2）对症处理：高热服退热药；鼻塞可用0.5%新霉素—麻黄碱点鼻；咽痛可服口含片。

（3）抗病毒药物有利巴韦林（病毒唑），可口服，滴鼻或静点。重症病儿或怀疑为细菌感染出现并发症，可使用相应抗生素治疗，常见药物为复方新诺明、青霉素、大环内酯类（红霉素或罗力得）、第一代孢菌素等治疗。

（4）中医药治疗：尤对病毒感染可以取得良好疗效，可按风寒感冒、风热感冒对症给药。

三、特殊疗法

疗法1：单纯手法按摩疗法

方法：具体按摩手法：一掐、二揉、三推。

（1）掐商阳穴：用拇、中二指夹住病孩食指两侧指甲角旁商阳穴掐10次。

（2）揉太阳穴：用两拇指分别在病孩两眉梢后凹陷的太阳穴处揉50次。

（3）揉耳后风池穴：用两拇指分别在病孩两侧耳后人发际乳突后缘下陷处按摩50次。

（4）推攒竹：用两拇指自病孩眉心中点起，交替向上直推至前发际50次。

（5）推坎宫：用两拇指自病孩眉头向眉梢分别推50次。

（6）推三关：用拇指沿病孩手腕鱼际直上推至曲池100次。

以上按摩操作简便易行，无创伤性，易为小儿接受，家长不出门即可在家中帮助孩子进行治疗。

四、身体健康，预防是关键

现临床推荐的中西药物虽能有效地控制症状，但防治反复发作尚有一定难度，加上复感儿预防用药时间较长，价格较贵，经常打针吃药患儿又不易合作，故使临床治疗常因此中断而失去防治疗效。

预防措施：

（1）平时注意体育锻炼，经常到户外活动，加强耐寒锻炼，如经常用凉洗脸等，提高对外界环境变化的适应能力。

（2）经常开窗通风，保持室内空气清新或用醋熏蒸，减少病菌。

（3）家庭成员患感冒时，应与小儿隔离。流行季节不带小儿到人多的场所。

（4）平时不宜穿衣过多，随气温变化和幼儿活动情况及时穿脱衣服，出汗时应及时擦干，防止过热或受凉诱发疾病。

（5）注意小儿营养和劳逸结合，增强机体抗病能力。

（6）服用“四根”姜汤（大葱根、香菜根、萝卜根、白菜根、生姜），用水煎当茶饮，每天1次，连服3天。

（7）对于体弱及反复患感冒小儿，可在冬春季服用左旋咪唑，剂量3毫克/日，分3次服，每周连服2日，停5日，共持续3～4周，白细胞少或肝功能减退者慎用。

加强锻炼，远离小儿咳嗽

一、了解病症由来

咳嗽是一种防御现象。人体通过咳嗽把灰尘、异物及痰液排出体外，是身体的一种防御手段。如果咳嗽频繁剧烈，影响孩子的休息和睡眠，甚至引起呕吐，那不好了。

（1）胸痛（胸膜炎、大叶性肺炎、自发性气胸、急性化脓性心包炎）。

（2）气急（哮喘、急性喉炎、呼吸道异物、气胸、肺水）。

（3）呕吐（百日咳、慢性咽炎）。

二、治疗期间注意事项

（1）如果咳嗽发出“空、空”的声音，像“狗叫”似的，说明已有喉炎了，严重的可发生呼吸困难，应及时去医院诊治。

（2）因咳嗽或哮喘而发生呼吸困难时，做人工呼吸是徒劳的。因为此时仅仅是呼吸困难，而呼吸机能是正常的，意识又非常清醒，呼吸道又无阻塞。

（3）除了治疗之外，哮喘还和精神因素有关，平时应让孩子轻松愉快地生活，消除对哮喘的精神负担，这是非常关键的。

（4）咳嗽剧烈时，要怀疑发生肺炎。即使不发烧，也最好去医院诊治。

三、食疗、偏方有功效

俗话说“是药三分毒”。药需要吃，可不能全依赖。这里给大家介绍几种简易有效的饮食疗法。

1. 食疗秘方

▲食疗秘方一：甘蔗粥

方法：先用甘蔗取汁3碗，然后用米煮粥，待米烂时停火。倒入甘蔗汁，稍稍搅拌后，即可食用。治咳嗽虚热，口干舌燥，涕吐稠黏。

▲食疗秘方二：大枣粥

方法：青州黑大枣去皮，与大米同煮，粥成即可食用。南枣味薄微酸，勿用。养脾气，平胃气，润肺止咳，补五脏。

▲食疗秘方三：胡桃粥

方法：在粥将成时再放入胡桃，否则会有油气。虽对人体没有什么伤害，可喝起来口味会很不好。滋阴润肺之佳品。

▲食疗秘方四：萝卜润肺止咳4方

方（1）把萝卜切成约5厘米厚的条状或片状，放入炉灶内烧（煤气灶则要用锅烤），烧至半生不熟时，从炉里取出趁热食之即可。

方（2）把萝卜切成片，用清水煮。萝卜熟后用茶杯或小碗将水滤出，待稍冷后喝下。此方对治疗咳嗽有显著效果。

方（3）将白萝卜洗净、切片，与冰糖按5 ：1的比例同煎后食用。此方有明显的化痰、止咳功能，对治疗普通伤风、咳嗽及慢性支气管炎也有显著效果。

方（4）取萝卜适量，白砂糖100克，将萝卜洗净、切碎，捣汁1小碗，加白糖蒸熟吃，用冰糖更好。临睡前服用，连服3～4天，即可有效治疗咳嗽。

▲食疗秘方五：杏苏糕

方法：取面粉适量，经过发酵，揉制成3～5块；将杏仁15克去皮研压成粉，加适量红糖拌匀，撒于糕面上，再将新鲜苏叶3～5片洗净覆于糕上，置锅上蒸，熟后取食，每日1～2次。

▲食疗秘方六：桃仁粥

方法：取桃仁适量，与粳米同煮，待米烂粥稠即可食用。

▲食疗秘方七：金银花冲鸡蛋

方法：鸡蛋1个，打入碗内；金银花15克加水200毫升，煮沸5分钟，取其汁冲蛋，趁热1次服完。

2. 偏方

▲偏方一：鸡蛋蒸苹果

方法：选底部平（能立住）的苹果，用小刀将苹果顶部连蒂旋一个“三角形”，留下待用；再将果核取出并用小勺挖出部分果肉，使其内部呈杯状，但不能漏；新鲜鸡蛋一个，破壳将蛋清、蛋黄倒入苹果内，再将原来“三角形”顶部盖上，放笼屉内蒸40分钟。趁热吃，如果一次吃不完，下次加热继续服用，1日1个，连服3个效果更佳。

▲偏方二：丝瓜茎汁

方法：春季，可找空地或在花盆内种上50～60株丝瓜。待丝瓜长大后，去掉花芽以促茎叶粗壮。七八月份，可将丝瓜从根部距地面5厘米处切断，用水杯接丝瓜茎滴下的茎汁。待每株茎汁流净，用纱布过滤，每日早晚服一小酒杯，连续服10天，对咳嗽患儿有止嗽、定喘、润肺之作用。注意，必须饮用当日的新鲜丝瓜茎汁，因此一根丝瓜汁饮完再切另一根。

▲偏方三：生姜治咳嗽的2方

方（1）生姜250克捣碎，用纱布将汁滤出，再按1：1对蜂蜜，上火煮开后再倒进碗里，早晚各1勺，可治咳嗽。

方（2）取生姜一小块切碎，鸡蛋1个，香油少许，像炸荷包蛋一样（姜末撒入蛋中）将其炸熟，然后趁热吃下。每日两次，数日后咳嗽即好转。

▲偏方四：香油止咳3方

方（1）慢性气管炎和咽炎患儿，每到冬天会反复咳嗽，当吃药效果不佳时，可每天早晚各服一小匙香油，长期坚持服用，可以达到止咳效果。

方（2）用1勺香油把7粒绿豆炸焦（不要炸煳），待油不太烫时加些蜂蜜，临睡前趁热喝油吃豆。连续服用三四次即可止咳。

方（3）在油锅里打入鸡蛋与绿豆同炸，或者用少许薄荷、白菊花、苏叶

（中药店有售）与鸡蛋一起炸，炸熟后加入适量蜂蜜，临睡前服用，数次即可有效止咳。

▲偏方五：白酒蒸蛋羹

方法：用白酒1两调生鸡蛋1个，然后蒸成蛋羹，不加任何作料吃下。1日1次，不拘早晚，空腹服用，连吃7日（严重者可配合服药）。此方对治疗伤风咳嗽有较好疗法。

▲偏方六：大蒜疗法

方法：把大蒜磨碎，加入水及小麦粉混合搅拌的糊状物中，再将这种黏稠的糊状物涂抹在纱布上，并另外拿一块纱布覆盖其上，使其不与皮肤直接接触地敷在胸口上，即可立即产生止咳的功效。

▲偏方七：花生止咳平喘2方

方（1）将一把生花生米捣碎，放入生牛奶中煮沸，然后趁热服用，每天2～3次，可有效治疗咳嗽。

方（2）取花生米、大枣、蜂蜜各30克，用水煎好后，食花生、大枣并饮其汤，每日两次，数次即可。

四、身体健康，预防是关键

尽管小儿咳嗽并不是什么大病，不过它的确也是一个非常危险的病，容易诱发肺炎、气管炎等一系列病患，故而有效地预防是相当重要的。

预防措施：

（1）加强锻炼，多进行户外活动，提高机体抗病能力。

（2）气候转变时及时增减衣服，防止过冷或过热。

（3）少带小儿去拥挤的公共场所，减少感染机会。

（4）经常开窗，流通新鲜空气。家人有感冒时，室内可用醋熏蒸消毒，防止病毒感染。

（5）及时接受预防注射，减少传染病发生。

轻松过夏天，拒绝暑热症

一、了解病症由来

本病多发生在我国中、南部地区，盛夏炎热和温度较高的季节，6个月到3岁小儿多见，次年少数可再发。

发病机理:

暑热症为婴幼儿特有的发热性疾病，是由不能适应夏天炎热的环境所致。可能与体温调节欠佳和汗腺功能不良有关。患儿长期发热不退，一般在38～40℃间，伴口渴、多尿、少汗或无汗，还伴有轻咳，咽部微红，大便溏薄，精神萎靡或烦躁不安，食欲减退。体检无重要阳性体征。

二、治疗期间注意事项

（1）病儿居室应通风凉爽，并可放置冰块、喷洒凉水以降温，也可用电扇或空调。发热期应卧床休息。及时改善居室环境，及早采取防暑降温措施，以增进小儿体质。

（2）饮食宜清淡、富有营养而易消化的饮食。可用绿豆粥、米粥、白扁豆粥、百合汤、酸梅汤等，以助清热养胃生津之功。

发热口渴者，可用绿豆汤、西瓜汁、银花露、青蒿露作为饮料。中药汤剂宜凉服，1日3～4次。

（3）密切观察发热、汗闭、口渴、饮水、小便等病情变化及发热与气温的关系。加强口腔护理，保持皮肤清洁，每日用温水擦澡2～3次。

三、特殊疗法

这里介绍的特殊疗法主要是中药疗法。

疗法1：竹叶石膏汤

方法：竹叶、石膏、人参、甘草、麦冬、粳米、半夏，煮成汤。

适应症：心中烦闷欲吐，咽喉干燥烦渴，可选用。

疗法2：人参汤

方法：石膏、知母、粳米、甘草、人参，煮成汤。

适应症：高热、大渴欲饮，可选用白虎加人参汤。

疗法3：湿下清上汤

方法：附子、黄连、龙齿、磁石、补骨脂、菟丝子、覆盆子、桑螵蛸、白莲须、石斛、蛤粉，煮成汤。

适应症：精神萎靡不振或虚烦不安，面色苍白，下肢清冷，食欲不振，小便清澈，便数频繁，大便稀薄，身热不退，口渴多饮。

四、身体健康，预防是关键

由暑热症的发病机理不难看出，其主要是由湿热引发的。因此，有效地预防湿热是预防暑热症的关键。

预防措施：

（1）小儿应置于阴凉透风的地方。

（2）高热烦躁时可用退热和镇静剂。

（3）可用较体温低2摄氏度的温水浸浴，每日2次，每次30分钟。

别让风疹害了宝宝、苦了父母

一、了解病症由来

风疹是由病毒引起的轻型急性传染病，全年都会发病，但以冬春季发病居多，多见于儿童发病，在小学校内往往形成流行。

症状：

风疹的病状轻，可有流涕、轻咳，但流泪少见，常有低热或中等度发热，高热少见，有些患儿甚至不发热。由于出疹前的症状轻，家长往往在发现孩子出现皮疹时才去医院就诊。皮疹出现早，多在病后1～2天开始，在24小时内出齐，无分批出现现象。皮疹起始于耳后、颈部，继而胸背部，四肢少见。多为散状红色斑丘疹，偶见融合成片。皮疹须2～3天消退，不遗留色素沉着。总的病程约1周左右。

医生检查时，口腔黏膜清洁光滑，无斑点。耳后的淋巴结常肿大。风疹也可并发脑炎，但较少见，而且也很轻，不会有不良后果。

二、治疗期间注意事项

（1）消毒隔离

本病在出疹5天至出疹后5天，传染性最强，此间要注意隔离。特别是孕妇若染上风疹，可导致新生儿先天性畸形。如果已经接触了，要在5天之内注射胎盘球蛋白20毫升，以预防感染。

（2）发热期间要多饮开水，可以用鲜芦根煎汤代茶饮用。要注意口腔及皮肤护理，经常漱口。

（3）患病期间给予营养丰富又易于消化的食物，如蛋羹、豆浆、挂面汤等，忌食煎炸、油腻食物。

（4）患儿卧室要空气流通，但要避免直接吹风受凉，防止复感新邪；同时需保持室内湿度。

（5）小儿患病后体质下降，故病愈后仍需注意休息，避免受凉，饮食合理，以免感染其他疾病。

（6）风疹流行期间，要少带小儿去公共场所，如必须外出，可戴上口罩。

三、身体健康，预防是关键

由于本病无特效药，主要为对症和支持治疗。先天性风疹患儿长期带病毒，影响其生长发育，应早期检测视、听力损害，给予特殊教育与治疗，以提高其生活质量。因此，预防就显得格外重要了。

预防措施：

（1）隔离传染源：“五早”，早发现，早诊断，早隔离，早治疗，早报告。如通过对儿童每天的健康进行查询，及时发现、报告、治疗、隔离。风疹患儿隔离出疹后2周，麻疹隔离至皮疹消退后5天。

（2）切断传播途径：随时保持室内良好的通风换气，也可用紫外线灯照射进行室内空气消毒。

（3）风疹已有疫苗，但尚未普遍应用。在流行季节，不要带孩子到人群集中的地方去玩，不要带孩子到患儿家中串门。

（4）小儿尤其是女孩1岁以后应接种风疹减毒活疫苗。

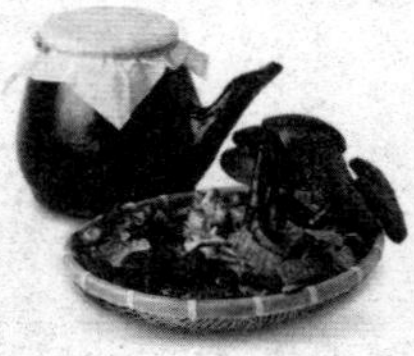

第五章

妇科疾病不用愁，饮食药方解忧愁

妇科疾病困扰着大多数的女性，给女性承担家庭及社会双重重任的肩膀上又增加了一个分量不轻的“枷锁”，可以说这个“枷锁”给女性的生活蒙上了一层阴影。因此，关注女性健康，就应该从去除这些妇科疾病入手，才能给女性心中带来一片“晴天”。

有效调理，让女人不再贫血

一、疾病误区

我国是世界上缺铁性贫血发生率较高的国家之一，发生率达到15～20%，其中女性儿童贫血率高达20%以上，贫血严重威胁着女性的健康。然而，人们在治疗的过程中却存在一些误区。

误区1：贫血是由缺铁引起的

在很多女性心里，总以为贫血就是缺铁造成的。既然缺铁了，就要补铁，只要补足了铁，就能达到补血的目的。还有一些人认为，适当地吃一些补铁营养品，就能预防贫血。

一些人对贫血的认识有误区，认为贫血是缺铁造成的，或者把贫血当成亚健康。贫血是一种临床症状，不是血液里缺了铁，也不是一种独立的病，是由于其他疾病引发的。

误区2：盲目选用补铁饮品

尽管有一些贫血是由缺铁引起的，然而一些人在选择补铁的过程中却过于盲目。因此，效果并不理想。那么，该如何正确补铁呢?

在服用铁剂时，首先应注意选择制剂。三价铁和有机铁在肠道不容易吸收，必须变成游离的二价铁，才被吸收。

其次，给药的剂量和时间应当充分。缺铁性贫血患者在排除引起失血的因素后，若服药不充分，可致贫血多年，而得不到彻底纠正。合理的用法是，成人每次服硫酸亚铁0.3～0.6克，每日3次，直至血红蛋白恢复正常水平后，再继续服用小量铁剂（每日0.3～0.6克）3～6个月，以恢复体内所消耗的铁。铁剂一般在十二指肠吸收。

当机体不缺铁时，铁的吸收停止，过多的铁从肠道排出，所以口服铁剂一般不会引起过量中毒。注射铁剂时则要注意用量。

铁剂对胃肠道有刺激作用，常引起恶心、呕吐、腹痛等，应在饭后服用为宜。反应严重者可停服数天后，再由小量开始，直至所需剂量。若仍不能耐受，可改用注射剂。

胃酸和维生素C可以促进三价铁还原为二价铁，有利于铁的吸收，所以在服铁剂时，常同服维生素C、稀盐酸。而抗酸药、浓茶和中药煎剂不能与铁剂同服，因抗酸药能中和胃酸；浓茶和中药煎剂中含有鞣酸，与铁结合形成鞣酸铁沉淀，影响铁的吸收。

此外，铁剂和肠内的硫化氢结合成硫化铁，减少了硫化氢对肠壁的刺激，使肠蠕动减弱；同时，硫化铁对肠壁有收敛作用，引起便秘。

二、了解病症由来

贫血症一般多发于女性，严重威胁着女性的健康。

发病机理：

（1）青春期女性月经不正常，月经量多，体内失血较多，造成失血性贫血。

（2）孕期营养相对缺乏，造成营养性贫血。

（3）由于产后出血造成的失血性贫血。

（4）绝经期女性月经不规律，导致失血性贫血。

其中，第一种和第四种占就诊女性的70%～80%。所以，可以这样认为，月经不规律、失血过多是贫血的主要原因。

三、食疗、偏方有功效

贫血在中医中属“虚证”范畴，虚证常见有血虚、气虚、阴虚、阳虚等。患者可根据病情，选择适宜的食疗方法进行调治。

▲食疗秘方一：当归生姜羊肉汤

原料：当归25克，生姜适量，羊肉500克，适量的味精、盐、料酒。

做法：将羊肉放在铁锅内，再放入当归、生姜、调味品加水适量，置武火上烧沸，再用文火煨炖，直至羊肉烂熟即成。

食法：吃肉、喝汤。

功效：可治各种贫血。

▲食疗秘方二：阿胶冰糖羹

原料：阿胶250克，黄酒半杯，冰糖200克。

做法：阿胶放大碗内，加水半杯及黄酒，放锅内隔水炖，待溶化时加入冰糖，用筷子搅拌，使冰糖和阿胶充分混合溶化。

食法：冷却后分成20份，每天早晚空腹各吃1份。

功效：治疗各种贫血。

▲食疗秘方三：归参炖母鸡

原料：当归、党参各15克，母鸡1只。

做法：将母鸡宰杀，去毛和内脏，洗净；将当归、党参放入鸡腹内，放进砂锅，加入调料，用文火炖烂即成。

食法：食肉喝汤

功效：食用时，可分餐吃肉喝汤。

▲食疗秘方四：糯米小麦粥

原料：糯米50克，小麦米50克。

做法：上两料同煮粥，加适量红糖或白糖。

食法：当饭服用，常食。

功效：糯米和小麦米含铁量丰富，一起食用能补脾胃、益心肾、增力气、安心神，可用于缺铁性贫血患者。

▲食疗秘方五：山药大枣饮

原料：山药50克，紫荆皮15克，大枣20枚。

做法：水煎服。

食法：每日1次，可长期服用。

功效：用于表现为头晕目眩、心悸气短、四肢无力、声音低微、唇色淡红、舌质淡红、脉弱无力、女性经少。

▲食疗秘方六：羊骨粥

原料：羊骨1000克左右，粳米100克。

做法：先将羊骨洗净打碎，加水煎汤，然后取汤代水，同米煮粥，待粥将成时，加入细盐、生姜、葱白，稍煮二三分钟即成。

食法：做早晚餐。

功效：健脾补血。

▲食疗秘方七：草莓冻

原料：鲜草莓250克，猪肉松50克，脱脂奶粉、白糖、柠檬汁各适量。

做法：将脱脂奶粉放入碗中，用温开水冲开；晾凉后，加入猪肉松、柠檬汁、洁净草莓、白糖搅匀；将搅匀的草莓置容器内，入冰箱冷冻即成。

食法：上、下午分食。

功效：健脾开胃，清热凉血。适用于贫血、慢性胃炎、吸收不良综合征、咽炎、习惯性便秘、痔疮出血等病症。

四、身体健康，预防是关键

生活中，除了一些生理方面的贫血之外，还是有一些能够预防的，而且有些预防也非常简单。

预防措施：

治疗贫血的关键不是补血，而是除病根儿，改变不良的生活方式。

（1）女性生活要有规律，不熬夜、不抽烟、不酗酒。

（2）每天的肉类摄入量要达到200克。由于一些女士为了减肥，不吃肉，也会导致贫血，预防这类贫血最好的方法就是多摄入一些肉类。

不再为痛经发愁，轻松度过“那几天”

一、了解病症由来

痛经是指女性在经期及其前后，出现小腹或腰部疼痛，甚至痛及腰骶。每随月经周期而发，严重者可伴恶心呕吐、冷汗淋漓、手足厥冷，甚至昏厥，给工作及生活带来影响。

发病机理：

引起痛经的因素很多，常见的有以下几种：

（1）子宫颈管狭窄使月经外流受阻，引起痛经。

（2）子宫发育不良，容易合并血液供应异常，造成子宫缺血、缺氧而引起痛经。

（3）子宫位置异常。若女性子宫位置极度后屈或前屈，可影响经血通畅而致痛经。

（4）精神、神经因素。部分女性对疼痛过分敏感。

（5）遗传因素。女儿发生痛经与母亲痛经有一定的关系。

（6）内分泌因素。月经期腹痛与黄体期孕酮升高有关。

（7）子宫内膜以及月经血中前列腺素（PG）含量升高，前列腺素E2（PGE2）有作用于子宫肌纤维，使之收缩引起痛经。痛经患者子宫内膜组织中前列腺素含量比正常女性明显升高。

（8）子宫过度收缩。虽然痛经患者子宫收缩压力与正常女性基本相同（正常者压力约为4.9kPa），但子宫收缩持续时间较长，且往往不易完全放松，故发生因子宫过度收缩所致的痛经。

（9）子宫不正常收缩。痛经患者常有子宫不正常收缩，因此往往导致子宫平滑肌缺血，子宫肌肉的缺血又可引起子宫肌肉的痉挛性收缩，从而产生疼痛而出现痛经。

（10）妇科病如子宫内膜异位症、盆腔炎、子宫腺肌症、子宫肌瘤等以及子宫内放置节育器（俗称节育环）也易引起痛经。

症状：

痛经是月经期和月经期前后出现的周期性下腹痛，常发生在月经前和月经期，偶尔发生在月经期后数日内。下腹痛呈痉挛痛和胀痛，可放射至腰骶部、大腿内侧及肛门周围。可伴有面色苍白、恶心、呕吐、全身或下腹部畏寒、大便频数，剧痛时可发生虚脱。痛经程度依赖主观感觉，无客观标准，因此发生率不一。

二、治疗期间注意事项

（1）多吃高纤维食物。蔬菜、水果、全谷类、全麦面包、糙米、燕麦等食物含有较多纤维，可促进动情激素排出，增加血液中镁的含量，有调整月经及镇静神经的作用。

（2）在两餐之间吃一些核桃、腰果、干豆等富含维生素B群的食物。

（3）摄取足够的蛋白质。午餐及晚餐多吃肉类、蛋、豆腐、黄豆等高蛋白食物，补充经期所流的营养素、矿物质。

（4）定时定量。可避免血糖一下升高、一下降低，减少心跳加速，头晕、疲劳、情绪不稳定等不适。

（5）避免食用含咖啡因的饮料。咖啡、茶等饮料会增加焦虑、不安的情绪；可改喝大麦茶、薄荷茶。

（6）避免吃太热、太冰，温度变化太大的食物。

（7）有大失血情形的女性，应多摄取菠菜、蜜枣、红菜（汤汁是红色的菜）、葡萄干等高纤质食物来补血。

三、食疗、偏方有功效

对于痛经来说，食疗是最有效的一种治疗办法，它不但能够调理内分泌，还能够改善机体技能。

1. 食疗秘方

▲食疗秘方一：姜红糖治经痛3方

方（1）将50克姜洗净切成碎末，与500克红糖拌匀，放蒸锅蒸20分钟。经前3～4天开始服用，每天早、晚各服1勺。

方（2）红糖和鲜姜各150克，捣碎，加入适量白面一起揉成丸状，用香油炸熟吃。经前3天服用，每天服3次，服3～5天，轻者1～2个经期，重者3个经期可好。

方（3）红糖100克、生姜15克、红枣100克，水煎服，当茶饮用，能治疗痛经以及闭经。

▲食疗秘方二：熟芝麻粉泡茶

方法：在生理期两三天前，将芝麻炒熟研碎，放入茶中并趁热食用，可有效防治生理期间的疼痛。

▲食疗秘方三：花椒姜枣汤

方法：将20克生姜洗净、切片，与6克花椒及15枚红枣一起熬成浓汤热服，每日两次。

▲食疗秘方四：芝麻粗茶

方法：生理期两三日前，将磨碎的芝麻放入粗茶中，趁热饮用。芝麻的妙用不仅如此，在汤中加进芝麻，每天饮用，还可防止动脉硬化。

▲食疗秘方五：红糖韭菜汁

原料：韭菜250克、红糖60克。

做法：韭菜捣汁，加入红糖同煮片刻饮之。

食法：每日1次，连服3天，饮后俯卧片刻，经前2～3天起服。

功效：用于寒湿凝滞型。

▲食疗秘方六：益母草煮鸡蛋

原料：鸡蛋2个、益母草30克、延胡索15克。

做法：将原料放入锅中加水同煮，蛋熟去壳再煮10分钟。

食法：吃蛋喝汤，每日1次，经前7天起服，服至月经来潮。

功效：用于气滞血淤型。

▲食疗秘方七：药炖乌鸡

原料：乌骨鸡1只（约1000～1500克）、黄芪100克、当归150克。

做法：先将鸡洗净，黄芪、当归用纱布包好，纳入鸡腹中，加水适量，文火炖煨至烂熟。

食法：分几天食之。

功效：用于气血虚弱者。

2．偏方

▲偏方一：盐醋热敷

原料：老陈醋90克，香附30克（捣烂），青盐500克。

做法：先将青盐爆炒，再拌炒香附末，半分钟后，将陈醋均匀地洒入盐锅里，随洒随炒，炒半分钟，装进3～6市寸的布袋里，袋口扎紧，放脐下或疼痛地方，进行热熨。

▲偏方二：葱姜食盐热敷

原料：食盐250克、葱白100克、生姜50克。

做法：共捣烂炒热，用布包好敷于气海穴。1日2次。

▲偏方三：益母、苎麻根外敷

原料：益母草、苎麻根各100克。

做法：洗净切碎，加黄酒少许炒热，敷于小腹部，1日2次。

▲偏方四：外敷1方

原料：肉桂、吴茱萸各10克，小茴香20克

做法：将上3味一起研细末，加白酒适量炒热，用布包好，敷脐部，冷后再炒再敷。

功效：用于寒湿凝滞型。

▲偏方五：外敷1方

原料：白芷10克、五灵脂6克、青盐100克。

做法：将上3味一起炒热用布包好，敷于小腹部，1日2次。

四、身体健康，预防是关键

痛经固然在月经过后会自然消失，但若不采取积极的预防措施，坐等苦熬，将会造成肉体和精神上的痛苦。

预防措施：

（1）做到平时加强体格锻炼，消除对月经的恐惧、忧虑和紧张情绪。

（2）注意经期卫生，行经时避免过度劳累，少吃寒凉、生冷或刺激性的食物，并避免淋雨、洗冷水澡或在冷水中劳动等。

调理月经不调，让月经按时来报到

一、了解病症由来

月经是很敏感的一种生理活动，各种不良的刺激，如生活环境改变、气候变化、营养状态及精神因素等都能使大脑产生精神抑制，这种作用也抑制丘脑下部和脑垂体，使卵巢的激素分泌发生紊乱而引起月经失调。

刚刚来月经的女孩子，因为卵巢功能未趋稳定，所以月经紊乱的情况较多，但经过一段时间会扭转过来，所以不用担心。

发病机理：

月经不调是泛指各种原因引起的月经改变，包括初潮年龄的提前、延后，周期、经期与经量的变化，是女性病最常见的症状之一。

引起月经不调的原因有两大类：

（1）神经内分泌功能失调引起：主要是下丘脑——垂体——卵巢轴的功能不稳定或是缺陷，即本书所谈的月经病。

（2）器质病变或药物等引起：包括生殖器官局部的炎症、肿瘤及发育异常；营养不良；颅内疾患；其他内分泌功能失调如甲状腺、肾上腺皮质功能异常、糖尿病、席汉氏病等以及肝脏疾患和血液疾患等。使用治疗精神病的药物，内分泌制剂或采取宫内节育器避孕者均可能发生月经不调。某些职业如长跑运动员容易出现闭经。此外，某些妊娠异常出血也往往被误认为是月经不调。

症状：

凡月经的周期、经量、经色、经质等出现异常者就可诊断为月经不调。

月经提前7日以上，周期短于21日者为月经先期；月经过后7日以上，周期超过40日者，为月经后期；月经时前时后，超过正常周期7～21日以上者，为月经先后不定期；行经时间超过7日，或出血量超过正常一倍以上者，为月经过多；经期短于2日，或出血量少于正常一半以下者，为月经过少。然而，由于月经不调等一系列病，所以其表现出来的症状也不一样。

（1）月经先期症状

月经先期应与经间出血相鉴别，经间出血多发生在月经周期的12～16日，持续时间短，血量较少，而月经先期除经期提前超过7日外，量、色、质和持续时间与正常基本相同。

①血热经行先期。经期提前，量多色鲜红或紫红，质黏稠，伴心烦口干，面红唇赤，舌红，苔薄黄，脉滑数。常见于青春期女性。

②阴虚经行先期。经期提前，量少色红，质稠，伴颧红潮热，手足心热，口干咽燥，心烦不寐，舌红苔少，脉细数。

③肝郁化热经行先期。经期提前，量或多或少，色红或紫，质稠或夹瘀块，经行不畅，乳房、胸胁、小腹胀痛，心烦易怒，口苦咽干，舌红，苔薄黄，脉弦数。

④血瘀经行先期。经期提前，量少而淋漓不畅，色紫黯有块，小腹满痛拒按压，血块排出后则疼痛减轻，舌正常或略紫或见瘀斑，脉涩或弦涩。

⑤气虚经行先期。经期提前，量多色淡，质清稀，小腹空坠或腰部发胀，面色萎黄或苍白，神疲肢软，心悸气短，或纳少便溏，舌淡或边有齿痕，苔薄，脉弱无力。常见于生育期女性。

（2）月经后期症状

①血虚经迟。经期延后，量少色淡，质清稀，小腹绵绵作痛，喜按，面色苍白或萎黄，头晕眼花，心悸气短，失眠多梦，身体瘦弱，皮肤不润，舌淡苔薄，脉细弱。

②虚寒经迟。经期延后，量少质稀，经色黯黑，或混有小血块，小腹绵绵作痛，喜热熨，按之痛减，面色晦暗，腰酸乏力，小便清长，大便溏薄，舌淡，苔薄白，脉沉迟无力。

③寒瘀经迟。经期延后，经行涩少，色黯有块，小腹冷痛拒按，喜热

熨，面色青黯，形体壮实，舌质润或紫暗，苔薄白，脉沉迟有力或沉紧。

④气滞经迟。经期延后，量少色黯有块，经行不畅，小腹胀痛，胸、乳房作胀，精神郁闷，时欲叹息，苔正常，脉弦或涩。

⑤痰阻经迟。经期延后，经量或多或少，色淡质粘，夹杂黏液，平时带多质稠，形体肥胖多痰，胸闷呕恶，或眩晕心悸，舌淡苔腻，脉濡滑。

（3）月经先后不定期

①肝郁月经错乱。经期或前或后，经量或多或少，色正常或紫红，经行不畅，或有血块，经前胸胁、乳房、小腹胀痛，精神郁闷，或心烦易怒，或胸闷不舒，时欲叹息，舌正常，苔薄，脉弦。

②肾虚月经错乱。经期或前或后，经来断续，量少色淡，质清稀，带下清稀量多，面色晦暗，头晕耳鸣，腰酸乏力，小腹空坠感，小溲频数清长，夜尿多，舌淡苔薄，脉细数。

（4）月经过多

①气虚失摄。月经先期量多，或行经时间延长，色淡质薄，清稀如水，小腹空坠或行经后小腹痛，喜揉按，面色苍白，心悸怔忡，体倦神疲，气短懒言，自汗恶风，饮食减少，大便溏薄，面浮肢肿，白带较多，舌胖淡，边有齿痕，苔薄润，脉虚弱。

②血热妄行。经超前量多，或过期不止，色深红或紫红，质稠黏间有小血块，腰酸胀痛，心烦口渴，面红唇干，便结尿黄，舌红，苔黄，脉滑数。

③血瘀阻络。经行量多，色紫黑夹有血块，或小腹疼痛拒按，血块排出后疼痛减轻，或无明显症状，舌紫黯或有瘀点，脉细涩。

（5）月经过少

①血虚经少。经来量少或不到一二日即净，或仅来点滴即止，色淡质稀如水，经期延后，小腹空坠，绵绵作痛，喜揉按，头晕眼花，心悸气短，健忘少寐，腰膝酸软，面色萎黄，唇甲淡白，皮肤干燥，舌淡，苔薄白，脉细。

②肾虚经少。月经量少，色淡红或黯红，质稀薄，周期不准，或月经初潮过迟，腰膝酸软，足跟痛，头晕耳鸣，小腹冷，小便频数，夜尿多，或性欲淡漠，舌淡苔薄，脉沉细。

③血瘀经少。经期错后，经来涩滞不畅量少，经色紫黯，黏稠夹块，小腹刺痛拒按，血块排出后痛减，经前乳房胀痛，面色晦滞，肌肤甲错，舌质紫暗，或有瘀斑点，苔薄白，脉弦涩。

④痰阻经少。经期错后量少，色淡质黏或混杂黏液，形体肥胖，胸闷脘痞，呕恶痰多，口中淡腻，食欲欠佳，大便溏薄，带下量多，稠浊腥秽，苔白腻，脉弦滑。

二、治疗期间注意事项

（1）月经不调治疗的疗程为三个月，第四个月停药观察月经周期情形，一般规律服药后治疗一个疗程后即可恢复正常。

（2）月经不调治疗期间，若有感冒，请停服调经药物，等感冒好后再服。

（3）月经不调治疗期间，若有服其他药物类（白凤丸、四物汤等），请告知医师。

（4）月经恢复正常后，请特别节制生冷瓜果、冰凉饮料，以免复发。

（5）调经须较长时间配合，请耐心服用药物。

三、食疗、偏方有功效

以下是一些简易经期食补，有饭、粥、茶、酒、菜，依个人体质所设计，不过，还是先应该根据上面的发病机理认清病症，对症进补才好。

1．食疗秘方

▲食疗秘方一：血热型：丹皮薄荷叶

原料：牡丹皮7钱、薄荷3钱、白糖少量。

做法：将牡丹皮及薄荷研磨成粗粉末（请中药房研磨），用纱布包好，用热开水冲泡10分钟即可。

食法：月经来前5~10天，1天吃1包。

适应症：月经提前；月经量多、黏稠、有血块；口干舌燥、尿少色黄、便秘。

功效：清凉退火。

▲食疗秘方二：气虚型：参枣米饭

原料：党参3钱、大枣10颗、山药5钱、葡萄干3钱、糯米1杯。

做法：将党参、大枣、山药泡水10分钟，用水煎煮，将党参取出；将煎煮后的汤和葡萄干、糯米一起煮成饭。

食法：月经来前5～10天。1天吃1剂，1剂分两餐服用。

适应症：月经提前；倦怠欲睡、呼吸急促；食欲不佳、拉肚子；经血较多或较稀薄、颜色较淡。

功效：补气、补血。

▲食疗秘方三：肝气郁滞型：红花糯米粥

原料：红花5钱、香附7钱、糯米1杯。

做法：将红花、香附加适量水熬成汁；将糯米倒入药汁中，煮成稀饭。

食法：月经来前7天，空腹食用，连吃7天。

适应症：经期延后；月经量少、腹胀；月经来前乳房胀痛。

功效：顺气、理气。

▲食疗秘方四：肝血亏虚型：归枸参枣粥

原料：当归5钱、大枣10颗、黄耆7钱、茯苓5钱、糯米1杯、红糖少许。

做法：将当归、大棘、黄耆、茯苓加适量的水熬成汁；将药汁加在糯米中煮成稀饭，快好时加入少许红糖即可。

食法：月经来前5~10天，每天晚上睡前喝一小杯（约50～100毫升）。

食法：平常可以多吃。

适应症：经期延后；月经颜色淡、小腹疼痛、头晕眼花、心跳加速、失眠。

功效：补气、补肝血。

▲食疗秘方五：血虚型：肉归饮

原料：肉桂3钱、当归1两、葡萄酒500毫升。

做法：将肉桂及当归泡在葡萄酒中，一星期后服用。

适应症：月经延后；经血量少；小腹冷痛、手脚冰冷、头晕目眩。

功效：补血、驱寒。

▲食疗秘方六：虚热型：羊肝炒莲藕

原料：羊肝250克、莲藕250克、盐及油适量。

做法：将羊肝洗净、切片，莲藕去皮、切丝。上述原料用大火炒熟，加盐调味即可。

食法：当菜配饭吃。

适应症：月经提前；经血时多时少、黏稠；手脚发热、脸色泛红。

功效：清热、调血。

2. 偏方

▲偏方一：红葡萄酒纠正月经紊乱

方法：每晚在睡觉之前喝一小杯红葡萄酒，可帮助提前来的月经恢复正常。

▲偏方二：黑木耳治月经过多2方

方（1）：取黑木耳焙干碾碎，用红糖水送服，1日2次，每次3～6克，即可有效止血。

方（2）：黑木耳30克、红枣20枚，煮汤服用，每日1次，可有效治疗月经过多。

▲偏方三：姜汁米酒蚌肉汤调经补虚

原料：姜汁3～5毫升，米酒20～30毫升，蚌肉150～200克，食油、精盐各适量。

做法：将蚌肉剖洗干净，用花生油炒香后加入米酒、姜汁及适量清水同煮，待肉熟后再加精盐调味。

食法：

功效：具有滋阴养血、清热解毒、润肤嫩肤之功效。适用于月经过多及身体虚弱者。

▲偏方四：二鲜汁止血调经

原料：鲜藕节、鲜白萝卜各500克。

做法：将上料洗净，一起捣烂，用干净纱布包裹取汁。

食法：加冰糖适量即可饮用。

功效：具有清热凉血、止血固经及增白皮肤之功效。适用于月经过多者。

▲偏方五：乌梅膏治疗月经不调

原料：净乌梅1500克。

做法：将乌梅加水3000毫升，用炭火煎熬，待水分蒸发至一半，再加水至原量，煎浓后，用干净纱布滤去渣，装瓶待用。

食法：服用时加白糖调味，每次服5～10毫升，开水冲服，日服3次。

▲偏方六：红枣炖猪皮补脾补血

原料：红枣15～20枚（去核），猪皮100克。

做法：将猪皮刮净切成小块，红枣洗净、去核，一起装入炖盅内，加清水少量，隔水炖至猪皮熟烂即可。

功效：具有补脾补血、增加皮肤光泽及弹性之功效。适用于脾虚型崩漏及身体虚弱者。

▲偏方七：红糖可清经期恶露

方法：当月经来潮时，或将结束前两日，可用红糖（即黑糖）泡开水（冷热皆宜）当茶饮用，如此就能把子宫里的恶露清除干净，对女性而言是最简易的保健法。

四、身体健康，预防是关键

每个月的那几天，都是女性颇为烦恼的日子。有规律、无疼痛地过了还算好，如果碰到不按规律“办事”的时候，更够女性朋友们烦的了。不过有效地预防能够避免这些烦恼。

预防措施：

（1）养成运动习惯，运动可以增强体力，促进血循，并可减少服药时间。

（2）在水上活动或一般运动后，请速擦干身体着衣，勿贪凉吹风。若不慎淋雨，应尽速吹干头发及换衣保暖；月经期间应避免水上活动。

（3）日常作息规律正常，不要熬夜，以免影响生理节律及内分泌协调性。

（4）情绪保持平和，紧张焦虑也会使卵巢功能紊乱。

（5）饮食方面，应该根据以往病史，注意节制。

①如果是月经过多、口干咽燥、失眠、头痛者，平日就要少吃辛辣、上火的食物，多吃木耳、百合、绿豆、菊花茶等清凉食物以此来改善体质。

②月经量少、腹痛、怕冷、拉肚子、月经迟来者，平日要忌吃生冷食物，多吃大枣、莲子汤来补血。

③肥胖、月经迟来、量少、痰多的人，平日要少吃瓜果、冷饮、蜂蜜、甜食等。

抑制更年期月经紊乱，少给“更年”添麻烦

一、了解病症由来

月经紊乱现象：月经紊乱为最终绝经前的月经表现形式。

发病机理：

女性在更年期经常会出现月经不规则，特别在绝经前1～2年，一般来说这是正常的。由于雌激素分泌不正常所致的不规则阴道流血或称功能失调性子宫出血，是更年期的早期症状。这种月经异常在各人身上的症状常不相同，有的突然闭经，从此不再来月经；有的闭经几个月到半后，又再次发生大量子宫出血；有的则表现为月经周期不规则等。

但是，更年期也可以由下列原因引起月经紊乱：

（1）功能失调性子宫出血：这是由于性激素分泌功能失调，雌激素水平波动，孕激素缺乏，使得子宫内膜要么长得太厚，要么零零碎碎脱落不全，而新的子宫内膜又不按期修复，因此表现为血量比正常月经多而没有周期性，严重时造成病人贫血。

（2）子宫内膜炎：常引起经期延长。

（3）子宫内膜癌：常表现为不规则子宫出血，血量可多可少。

（4）血液疾病：如凝血障碍性疾病，包括白血病、再生障碍性贫血等，亦可表现为子宫异常出血或经量过多。

（5）全身慢性疾病：如高血压、肝脏病。

（6）情绪变化：精神紧张、遭受打击致使情绪波动较大，也可使月经紊乱。

(7) 其他：如子宫内膜息肉、子宫黏膜下肌瘤、卵巢肿瘤，都可引起月经周期缩短或出血量多。

症状：

更年期月经紊乱的表现大致分为三种类型：

(1) 月经间隔时间长，行经时间短，经量减少，然后慢慢停经。

(2) 月经不规则，有人行经时间长，经量多，甚至表现为阴道大出血；也有人表现为淋漓不断，然后逐渐减少直至停经。

(3) 突然停经。绝经是进入更年期的重要指标之一。

二、治疗期间注意事项

(1) 注意卫生，预防感染。注意外生殖器的卫生清洁。

(2) 月经期绝对不能性交；注意保暖，避免寒冷刺激。

(3) 避免过劳，经血量多者忌食红糖。

(4) 内裤要柔软、棉质，通风透气性能良好，要勤洗勤换，换洗的内裤要放在阳光下晒干。

(5) 注意饮食。不宜吃生冷、酸辣等刺激性食物，多饮开水，保持大便通畅。

(6) 保持精神愉快，避免精神刺激和情绪波动，个别女性在月经期有下腹发胀、腰酸、乳房胀痛、轻度腹泻、容易疲倦、嗜睡、情绪不稳定、易怒或易忧郁等现象，均属正常，不必过分紧张。

三、特殊疗法

疗法：按摩疗法

方法：按摩刺激小手指上的肾穴、侧面的生殖区，手掌中央的心包区以及手背无名指的关冲、食指之间，手腕的阳池穴；脚部的脑垂体、肾脏、心脏、生殖腺及脚腓骨外侧后方的月经不调反射区。

四、食疗、偏方有功效

除了一般病理引起的更年期月经紊乱以外，都能够用食疗或者偏方来缓解症状，调整月经周期。

▲食疗秘方一：益母草红糖鸡蛋汤

原料：益母草30克，红糖适量，鸡蛋1个。

做法：鸡蛋煮熟去壳取蛋，中药洗净先用重1.5碗水煎成半碗，再与鸡蛋同煮15分钟，放入红糖便可；亦可用生鸡蛋1个与益母草同煎。

食法：饮汤吃蛋。

功效：主治女性更年期血淤所致的月经不调。经来小腹剧痛，经行不畅或经闭不来，经色暗滞或如咖啡色；有血块，块出痛减；舌有淤斑，脉弦细。

▲食疗秘方二：乌鸡膏粥

原料：乌鸡膏30克，粳米100克，葱姜盐适量。

做法：将粳米加水煮粥；粥熟后加入乌鸡膏（油）、葱、姜、盐，待沸即可食用。

食法：空腹服食。

功效：养阴，退热，补中。适用于阴虚瘦弱、骨蒸潮热，消渴烦热、赤白带下、遗精白浊以及老人五脏气坠、耳聋。

五、身体健康，预防是关键

更年期月经紊乱在预防方面来说，只要依靠饮食方面的调节便能达到，很轻松、易行。

预防措施：

（1）饮食原则。动植物食物搭配，以植物为主；不偏食、不挑味、粗细搭配；不甜、不咸、不腻；定时进餐、餐次适宜、不过饱；少吃油炸、烧烤和熏制食品；适量体育锻炼或体力劳动或娱乐活动，以维持正常体重。

（2）每日1袋（约250克）牛奶或羊奶，内含250毫克钙，有助于减轻骨质疏松，预防高血压、动脉硬化；每日350克左右主食，供给机体能量和热量，以米、面、粗粮、干豆类及薯类为首选。

（3）每日3份高蛋白食品。即瘦肉50克，或鸡蛋1个，或豆腐100克，或鸡鸭100克，或鱼虾100克，其中以鱼虾、豆类最为理想。

（4）每日500克左右的蔬菜水果。如白菜、芹菜、菠菜、胡萝卜、南瓜、苦瓜、西红柿、苹果、香蕉等，富含维生素、矿物质、膳食纤维及天然抗氧化物等，既可降低血脂、减肥，又可提高免疫力，防止便秘。

（5）必要的脂肪。更年期本身就是由于雌激素水平造成的，所以不能素食。因为脂肪是体内除卵巢外制造雌激素的重要场所，故适量的脂肪摄入是必要的，它可以降低因骨质疏松导致骨折的危险性。

（6）多吃“核酸食物”。“核酸”可延缓衰老，富含“核酸”的食物有：鱼虾类、蘑菇类、木耳、花粉等。

治愈外阴瘙痒，解女性私处痒痛

一、了解病症由来

外阴瘙痒常发生在阴道内、大阴唇外侧、阴阜、阴蒂和小阴唇、会阴有痒的感觉，并可扩散到肛门附近，是局限性瘙痒症的一种，奇痒难忍。患有这种病症，大多数羞于求医，往往得不到及时治疗，日久变成顽固性瘙痒，以致影响心理健康，严重时会影响学习、工作。

发病机理：

外阴瘙痒原因很多，引起本病的原因中最常见的有：

（1）外界刺激。有时避孕药亦可引起瘙痒。内裤太紧、内裤摩擦、月经带的刺激亦可引起瘙痒。由于不重视外阴的卫生，阴道分泌刺激物、外阴分泌物、汗液等刺激，潮湿、浸渍、化纤内裤、不合格的月经带、毛糙的卫生纸的刺激，外阴及阴道内用药引起过敏以及经常用肥皂洗外阴等均可导致外阴瘙痒。外阴瘙痒常伴有肛门瘙痒，后者与外痔、长期大小便失禁、肛瘘、肛裂、肛门排泄物及粪便残迹的刺激有关。

（2）外阴局部疾病。外阴局部疾病有淋病、非淋病性尿道炎、真菌性或滴虫性阴道炎、疥疮、阴虱、癣、萎缩性角化苔癣、黏膜白斑病、蛲虫病、接触性皮炎、子宫颈炎等。女性儿童肛门瘙痒常由蛲虫引起，往往夜间加重。此外，肛门瘙痒常波及外阴引起瘙痒，大汗腺痒疹、汗腺毛囊角化病也可引起外阴严重瘙痒。

（3）全身性疾病。全身性疾病主要是糖尿病、贫血、白血病、红细胞增多症、皮肤病、肝胆疾病（如黄疸）、肾脏疾病、淋巴瘤等。除全身瘙痒外，常伴有外阴瘙痒。糖尿病病患者中有的有局限性瘙痒，以女阴瘙痒为主。

（4）精神因素。如忧虑、忧郁、紧张、烦躁时常自觉外阴瘙痒，越抓越痒。

（5）饮食因素。食物中缺乏铁、核黄素、维生素A、维生素E、脂肪等，使外阴皮肤干燥、脱屑、瘙痒。

（6）更年期后外阴瘙痒。由于雌激素缺乏或减少，外阴皮肤在老年性退化过程中结缔组织皱缩、硬化，刺激这一区域的神经末梢。

（7）特发性外阴瘙痒症。原因不明，与情绪干扰或某些轻微刺激有关。

症状：

轻症患者的瘙痒为间断性，有的仅发生在夜间脱衣上床之后；重症的瘙痒多为持续性，由于瘙痒难忍，不得不用力搔抓摩擦痒的部位，或用热水烫外阴，以致患者憔悴、急躁；同时患处皮肤由于反复刺激和搔抓损伤，可引起继发性病理变化，如外阴干痒、皮肤变白，阴道外口缩小使性交困难等，最后形成外阴白色病变。引起外阴瘙痒有局部因素和全身因素。

二、治疗期间注意事项

（1）注意治疗原发病，保持外阴清洁、干燥，不用肥皂洗得过勤。禁搔抓，忌酒及刺激性食物。

（2）切忌瘙抓、摩擦、热水烫洗。

（3）适当应用镇静药，安全药、抗组织胺药调整情绪，减少忧虑和紧张，减轻瘙痒。局部用止痒药。

（4）晚上睡觉时，盖被不要太厚，过热会加剧局部瘙痒。平时要尽量克制，不要抓搔，特别是不要用手指抓搔阴道口和阴道内部，以免损伤阴道黏膜，感染细菌。不要乱涂药物，以防过敏和损伤。

三、身体健康，预防是关键

如果注意一些卫生习惯，外阴瘙痒是不容易患上的。因此，在预防的过程中，主要以养成良好的卫生习惯为主，尤其是女性隐私处的卫生。

预防措施：

(1）注意经期卫生，行经期间勤换月经垫，勤清洗。

(2）保持外阴清洁干燥，不用热水烫洗，不用肥皂擦洗。

(3）忌乱用、滥用药物，忌抓搔及局部摩擦。

(4）忌酒及辛辣食物，不吃海鲜等及易引起过敏的药物。

(5）不穿紧身兜裆裤，内裤更须宽松、透气，并以棉制品为宜。

注意个人卫生，免去阴道炎的困扰

一、了解病症由来

阴道炎是不同病因引起的多种阴道黏膜炎性疾病的总称。在正常生理状态下，阴道的组织解剖学及生物化学特点足以防御外界微生物的侵袭。如果遭到破坏，则病源菌即可趁机而入，借种种因素，导致阴道炎症。

阴道炎是由于病源微生物（包括淋病双球菌、真菌、滴虫等微生物）感染而引起的阴道炎症。阴道炎根据年龄和感染源的不同，可分为老年性阴道炎、滴虫性阴道炎、真菌性阴道炎、淋病性阴道炎、阿米巴性阴道炎、阴道嗜血杆菌性阴道炎、婴幼儿阴道炎、气肿性阴道炎和非特异性阴道炎。

发病机理：

除了一些生理病变引起的阴道炎以外，大部分的阴道炎都是由细菌引起的。而引起阴道炎的主要原因有以下几个方面：

（1）使用不干净的月经用品。如普通卫生巾连续使用两小时后，表层细菌总数可达每平方厘米107个，极易造成病患。

（2）使用不洁的厕所坐垫。其中比较容易发生的是阴道毛滴虫和白色念珠菌所引起的阴道炎。为避免因此而造成的性传播疾病间接传播，在公共厕所用厕时，最好取蹲式，不要取坐式。

（3）频繁地使用药物清洁剂或者洗剂来清洗外阴。每天用清水清洗外阴便已经足够，千万不要多此一举地选择肥皂和洗剂等清洗剂。

（4）紧身衣物。紧身衣物的面料多为化纤织物，密而不透气，阴道分泌物和汗液不易散发，使阴道局部的温度以及湿度增高，又闷又热的环境是非常容易滋生真菌的。

（5）不洁的性交。不洁的性交尤其是对女性的伤害很大，可以说一些携带在男性生殖器上的细菌对男性没有多大伤害，一旦通过性交传播到女性生殖器中就容易发病了。

症状：

各种类型的阴道炎均有白带增多、尿频、尿急、尿痛的症状，外阴有不同程度的瘙痒、灼热或疼痛感，急性期会伴有发热。不同类型的阴道炎白带的性状不同，可作为鉴别的依据。

（1）滴虫性阴道炎：白带色灰黄、污浊、带泡沫、有臭味，有时为乳白色或黄白色稀薄液体，有时为黄绿色脓性泡沫白带。

（2）真菌性阴道炎：白带呈水样或凝乳样、软膏样，或有白色片状物和屑粒状，呈豆腐渣样。

（3）淋病性阴道炎：白带呈脓性。

（4）老年性阴道炎：白带呈黄水样，感染严重时分泌物可转变为脓性并有臭味，偶有点滴出血症状。

二、治疗期间注意事项

要想把阴道炎彻底治愈，除了医生对症治疗外，病人自己也要积极配合，按照医生的叮嘱去做。

（1）丈夫或性伴侣应同时进行针对性治疗。其实除淋菌阴道炎、病毒性阴道炎外，滴虫阴道炎、念珠菌阴道炎也会通过性传播，因此，丈夫或性伴也很可能染上该病，如果不治，就会造成病人反复感染。

（2）一定要完成医生规定的治疗疗程。对于大部分病人只要用药得当，几天下来检查结果会表现为阴性，但这并不意味着就彻底好了。其实，这时有些未被消灭干净的病菌正躲在黏膜下，等到下一次例假前后病人抵抗力差的时候，它又会跑出来。真正意义上的阴道炎治愈，是要在连续3个月，每次例假后用7天药后，检查结果为阴性。

（3）治疗期间保持外阴清洁，禁止性交。

（4）一定要对生活用品进行同步“治疗”。患者的毛巾和内裤上也会染有病原体，如果不将它们进行同步治疗，治疗成果就会前功尽弃。因此，对毛巾和内裤要进行充分消毒，煮沸15分钟，并要放在阳光下晒干，平常也应放在通风、干燥的地方。

（5）坚持每日换内裤，而且最好穿宽松的棉质内裤，以保持阴道透气、干燥。

三、身体健康，预防是关键

由个人卫生习惯引起的阴道炎，在预防的时候也必然要从个人卫生习惯入手，才能收到良好的预防效果。

预防措施：

（1）每天坚持清洗阴部，但避免使用碱性肥皂。

（2）要选用宽松舒适的全棉内裤。已经患阴道炎的人，还应避免穿不透气、紧身兜裆裤。如果阴部散发的异味较重，应使用有治疗阴道炎作用的药物护垫，但也要勤换。

（3）在任何场所都不要与人共用浴巾，浴巾和内裤应勤洗，用手洗后在阳光下晾晒杀菌。

（4）避免不洁的性行为。尽量在性行为之前清洗干净生殖器（这里最应该指出的是女方丈夫或者性伴侣的生殖器）之后再进行，或者使用安全套。

去除黄褐斑，拒绝“黄脸婆”

一、了解病症由来

黄褐斑俗称肝斑，男女皆可见之，但以女性占多数，极大损伤了女性的形象。由于引发这种疾病的原因众多，还有一些是生理病变引起的。因此，若发现原因不明或伴有周身不适的黄褐斑时，应查明原因，以防病变。

发病机理：

黄褐斑的发生常与妊娠及日晒有关，也可能与女性生殖器疾病、肝病、甲状腺疾病及长期应用某些药物，如氯丙嗪、苯妥英钠等有关。具体来说，形成黄褐斑有十大类原因：

（1）妊娠期雌激素水平的变化与肝脏灭活雌激素的情况。

（2）药物对体内激素水平的影响。

（3）化妆品及外用药物的急慢性伤害。

（4）电光及紫外线的伤害。

（5）寒冷干燥及日照。

（6）化学换肤及日照。

（7）急慢性过敏伤害。

（8）体内疾病。

（9）体内微量元素缺乏。

（10）睡眠及精神状态。

综合而言，内分泌失调是导致皮肤斑的内在因素，而经常性的日晒是导致皮肤斑的外在因素。此外，精神紧张、郁闷也可导致内分泌紊乱，从而导致黄褐斑。还有使用化妆品的因素，有的患者长期受化妆品中的重金属和低劣界面活性剂、焦油色素之危害，肌肤慢性中毒太深，肌肤处在病态中，再加上中年女性体内有的出现慢性疾病，如肝病、结核病、甲亢等等。

二、治疗期间注意事项

（1）慎用激素类药物或含激素的化妆品。含有皮质类固醇激素的外用药品种繁多，又属于OTC用药，误用滥用现象比较严重。由于激素具有非特异性抗炎作用，因此初期涂抹时可有一定效果，但停止使用后色斑颜色会再次复发，甚至加重。

（2）慎用激光、冷冻、电灼等方法去斑。黄褐斑不同于其他色素斑，它的成因非常复杂，治疗应该侧重于内调，不宜采用激光、冷冻、电灼等方法治疗，否则可能破坏皮肤疏基，使色素加深，色斑范围扩大。

（3）慎用“换肤法”进行祛斑治疗。我们的皮肤很薄，只有0.2毫米厚，包括了十多层细胞，这些细胞的新陈代谢，保持着皮肤的生态平衡。用一些含有角质剥脱剂的药物或化妆品频繁地使皮肤的角质层剥脱，会破坏皮肤的自身抵抗力，加上皮肤自身为了恢复防御功能而更多地分泌黑色素，就会使黄褐斑更严重，甚至成为黑褐斑。

（4）要增强营养，多吃蔬菜、水果。吃些富含维生素C的水果蔬菜，例如柠檬、柑橘等。

三、食疗、偏方有功效

对于黄褐斑的治疗，除了专门针对消除斑点的治疗以外，更多的还应注重内分泌的调节，而一些食疗秘方正好能够发挥这一作用。

▲食疗秘方一：干柿去斑

方法：干柿子，天天食之，久食有效。

功效：功效润心肺，去黑斑。适用于面部黑斑、雀斑。

▲食疗秘方二：桃仁牛奶芝麻糊

原料：核桃仁30克，牛乳300克，豆浆200克，黑芝麻20克。

做法：先将核桃仁、黑芝麻放小磨中磨碎，与牛乳、豆浆调匀，放入锅中煮沸，再加白糖适量

食法：每日早晚各吃1小碗。

功效：功效润肤悦颜。适用于皮肤黄褐斑及皱纹皮肤。

▲食疗秘方三：猪肾薏苡仁粥

原料：猪肾1对。

做法：去筋膜、臊腺，切碎、洗净，与去皮切碎的山药100克，粳米200克，薏苡仁50克加水适量，用小火煮成粥。

食法：加调料调味分顿吃。

功效：具有补肾益肤功效。适用于色斑、黑斑皮肤。

▲食疗秘方四：牛奶核桃饮

原料：牛奶、豆浆、黑芝麻各200克，核桃300克。

做法：将核桃、芝麻放入小石磨中；牛奶和豆浆混匀，慢慢倒入小石磨中边倒边磨，磨好后倒入锅内煮沸，后加入少量白糖调味，也可在煮沸时，打入生鸡蛋，边搅边煮。

食法：每日1次，每次1小碗，可经常食用。

▲食疗秘方五：山楂橘皮饮

原料：山楂、橘皮各适量。

做法：加水同煮，待凉用纱布滤渣取汁。

食法：汁中加入蜂蜜作茶饮。

▲食疗秘方六：美肤汁

原料：雪梨100克，甘蔗200克，葡萄300克，蜂蜜100克。

做法：将雪梨、甘蔗、葡萄洗净搅汁去渣，与蜂蜜混合装瓶备用。

食法：早晚各吃10毫升，用开水兑服。

▲食疗秘方七：消斑饮

原料：黄豆、绿豆、赤豆各100克，白糖适量。

做法：将上述豆洗净浸泡至胀后混合捣汁，加入适量清水煮沸。

食法：用白糖调味饮服，1日3次。

四、身体健康，预防是关键

对于皮肤的黄褐斑，主要本着预防与治疗结合的方法。调理好女性内分泌环境，保持心情舒畅，积极预防妇科疾病等是预防黄褐斑的有效手段。

预防措施：

（1）积极治疗引起黄褐斑的慢性疾病，如慢性肝病、结核病、内分泌失调、月经失调等。

（2）避免使用引发或加重黄褐斑的药物，如氯丙嗪、苯妥英钠、磺胺、口服避孕药等。如需要避孕，可采取工具避孕或在晚上服药，以使药物在血液中含量在白天日照高峰时降低至最低水平。

（3）皮肤护理：深层清洁，每天晚上1次，以卸妆及去除毛孔内被氧化的油脂为目的；去氧化组织层，每天自我进行3~4次。如：水解蛋白酶、酵素、A.H.A制剂等。

（4）注意防晒：长期在户外工作者一定要做好防晒工作，出门前涂抹防晒隔离霜。防晒霜的选择以不透明为宜，同时化妆品也应是不透明的。涂饰剂不但能使皮肤的色调均匀，且有防止紫外线和可见光加深色素的功用，也可选用。

（5）经常摄入富含维生素C的食物，如柑橘类水果、西红柿、青辣椒、山楂、鲜枣、猕猴桃、新鲜绿叶菜等。因为维生素C为氧化剂，能抑制皮肤内多巴醌的氧化作用，使皮肤内的深色氧化型色素转化为还原型浅色素，抑制黑色素的形成。

更年要静心，远离“综合征”

一、了解病症由来

女性一般在49岁左右即进入“绝经”期。部分女性在“绝经”前后伴随出现一系列的症状和体征，如月经紊乱、眩晕耳鸣、烘热汗出、面红潮热、烦躁易怒、肢面水肿等各种症状，称之为“更年期综合征”。

症状：

更年期是每个女性必然要经历的阶段，但其所表现的症状轻重不等，时间久暂不一，轻的可以安然无恙，重的可以影响工作和生活，甚至会发展成为更年期疾病。短的几个月，长的可延续几年。更年期综合征虽然表现为许多症状，但它的本质却是女性在一生中必然要经历的一个内分泌变化的过程。

（1）神经功能紊乱。植物性神经系统紊乱可导致潮热、出汗、心慌、血压不稳、胃肠功能失调、心悸、局部疼痛等症状出现。多为阵发性且无法自控。

（2）性功能衰退。月经周期不规律，经量逐渐减少直至停止；或出现月经过多、血崩等症状。绝经后女性性功能减退。

（3）躯体不适。患者多出现头晕、耳鸣、气短、胸闷、腰酸背痛、四肢麻木或疼痛等症状；阴道有刺痛或痒痛感，易患有生殖、泌尿系统疾病；皮肤、肌肉、关节出现异常。

（4）情绪不稳定。更年期女性多喜怒无常、暴躁易怒，无法控制自己的情绪，对周围事物极其敏感，容易受其影响而激动，并出现失眠、多梦、注意力无法集中、记忆力下降等症状。严重者可衍变成为焦虑症、抑郁症等。

二、治疗期间注意事项

对于不同症状的更年期综合征，其注意事项也是不同的，千万要分开对待，不能一概而论。

（1）对于停经前月经频繁，经血量过多，并因此引起贫血，出现面色苍白、气短、头晕、眼花、全身乏力等症状的女性，在饮食上应注意以下几点：

①补充蛋白质。最好食用生理价值高的动物性蛋白质，如牛奶、鸡蛋、动物内脏和瘦的牛、羊、猪肉等，因为这些食物不仅含有人体所必需的氨基酸，还含有维生素A、B_1、B_2等。特别是猪肝，含有丰富的铁及维生素A、B_{12}、叶酸等，是治疗贫血的重要食物。木耳加红糖炖服可治疗女性月经过多。

②多吃新鲜水果和绿叶菜。如苹果、梨、香蕉、橘子、山楂、鲜枣以及菠菜、油菜、甘蓝、太古菜、西红柿、胡萝卜等。这些食物不仅含有丰富的铁和铜，还含有叶酸、抗坏血酸和胡萝卜素，对防治贫血有较好的作用。维生素C还能促进铁的吸收利用。

③食欲较差不宜食用油腻食物时，可用红枣、桂圆加红糖，做成红枣桂圆汤；或用红枣、赤小豆、江米做成红枣小豆粥，亦可用红枣、莲子、糯米煮粥食用，均可收到健脾、益气、补血的效益。

（2）有水肿、血压升高、头晕心慌和失眠等大脑皮层和自主神经功能失调现象的更年期女性，在饮食上应注意以下几点：

①摄取足够的B族维生素。粗粮（小米、玉米、麦片等）、蕈类（蘑菇、香菇）、动物的肝肾、瘦肉、牛奶、绿叶蔬菜和水果等，均含有丰富的B族维生素。特别是维生素B_1，对神经系统的健康、增加食欲及帮助消化有一定的作用。

②减少食盐量。可吃低盐饮食，每天用3克～5克对利尿消肿降压均有好处。

③禁吃刺激性食物，如酒、可可、咖啡、浓茶以及各种辛辣调味品如

葱、姜、蒜、辣椒、胡椒粉等，以保护神经系统。

④有条件时吃些安神降压食品。如猪心、芹菜叶、红枣汤、红果制品、酸枣、桑葚等。

（3）有的女性停经后发胖，血胆固醇增高，并有动脉硬化现象。这时饮食上应注意以下几点：

①控制体重。每餐饭不宜过饱，主食适当限制，可多吃些粗粮。不要吃煎炸油腻食物及白糖、甜点、含糖零食，少吃水果（糖分较高）。可多吃绿叶蔬菜，以补充维生素C、维生素PP，改善血管通透性和增加身体抵抗力，并可阻止动脉硬化的发展，减少肿瘤的形成。

②限制胆固醇高的食物，例如动物脑、鱼子、蛋黄、肥肉、动物内脏等，都应尽量少吃或不吃。蛋白质食物有：牛奶、瘦肉、鱼虾、豆制品等。最好多吃鱼和豆制品，因豆制品中除含有丰富的蛋白质外，还有多种无机盐和脂肪酸，能改变脂蛋白的结构，增加高密度脂蛋白的比值，促进脂蛋白的代谢，预防动脉硬化的形成，所以应为更年期首选的食品。

③烹调要用植物油。因为大多数动物油可使胆固醇增高。植物油不仅能促进胆固醇的代谢，还能供给人体多种不饱和脂肪酸，如亚油脂、亚麻油酸、花生四烯酸等。植物油中以葵花籽油、豆油、芝麻油、玉米油、花生油较好。

三、食疗、偏方有功效

更年期除了要保持良好的精神状态以外，最重要的就在于饮食上的调理了。下面介绍一些非常适合家庭采用的食疗秘方，相信对于更年期综合征能够发挥一定的作用。

▲食疗秘方一：益智仁粥

原料：益智仁5克，糯米50克，精盐少许。

做法：先将益智仁研为细末，糯米煮粥，调入益智仁末，加细盐少许，稍煮即可。

食法：每日早晚餐温热食用。

功效：适用于女性更年期综合征以及老年人脾肾阳虚、腹中冷痛，面色晦暗、尿频、遗尿等。

▲食疗秘方二：枣仁粥

原料：酸枣仁30克，粳米60克。

做法：洗净酸枣仁，水煎取汁，与粳米同煮成粥。

食法：每日1剂，连服10日为1个疗程。

功效：适用于更年期有精神失常，喜怒无度，面色无华，食欲欠佳等症者。

▲食疗秘方三：杞枣汤

原料：枸杞子、桑葚子、红枣各等份。

做法：早晚各1次。

食法：水煎服。

功效：适用于更年期有头晕目眩、饮食不香、困倦乏力及面色苍白等症者。

▲食疗秘方四：甘麦大枣粥

原料：大麦、粳米各50克，大枣10枚，甘草15克。

做法：先煎甘草，去渣，后入粳米、大麦及大枣同煮为粥。

食法：每日2次，空腹食用。

功效：具有益气安神，宁心美肤功效。适用于女性更年期有精神恍惚、时常悲伤欲哭、不能自持或失眠盗汗、舌红少苔等症者。

▲食疗秘方五：附片鲤鱼汤

原料：制附片15克，鲤鱼1尾（重约500克）。

做法：先用清水煎煮附片2小时，将鲤鱼收拾干净再将药汁煮鲤鱼，食时入姜末、葱花、盐、味精等。

功效：适用于更年期有头目眩晕，耳鸣腰酸或下肢水肿、喜温恶寒，或白带清冷，小腹冷痛及面色无华等症者。

▲食疗秘方六：枸杞肉丝冬笋

原料：枸杞、冬笋各30克、瘦猪肉100克、猪油、食盐、味精、酱油、淀粉各适量。

做法：炒锅放入猪油烧热，投入肉丝和笋丝炒至熟，放入其他佐料即成。

食法：每日1次。

功效：适用于有头目昏眩、心烦易怒、经血量多、面色晦暗、手足心热等症者。

四、身体健康，预防是关键

更年期综合征对于每个女性来说或多或少都会出现。不过，积极地预防却能够将发病时的症状降到最低，让女性轻松度过更年期。

预防措施：

（1）积极做好应对措施，保持健康心态；要树立正确的态度，坦然面对，培养乐观豁达的性格，以平常心对待身心变化，合理化解不良情绪。

（2）适当地补充营养。在日常生活中，均衡地摄取各种营养素及含天然植物性荷尔蒙之豆类蛋白；减少食用动物性脂肪；多吃蔬菜水果及补充适量维生素；适度地运动以维持理想的体重、充足的睡眠和规律的生活；减少情绪不安及压力；避免烟酒等刺激的物质，都可以使皮肤的新陈代谢维持在好的状态。

（3）多参加富有娱乐性的集体活动。放松身心，缓解压力。保持心境舒畅开阔；锻炼身体，增强体质，有助于减轻更年期生理和心理方面的不适感。

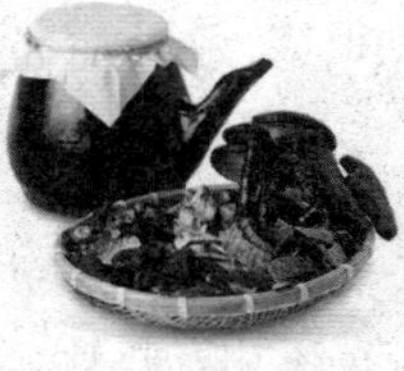

第六章

老来健康才是福

人一旦上了年纪，生理及心理都会发生一系列的变化。也正是这些变化让老年人的体质逐步走向了“下坡”，导致了一系列的“老年病”缠绕在身边，极大影响了老年人的正常生活和娱乐，造成的痛苦也就不言而喻了。

那么，老年幸福是什么呢？其实很简单——无病无灾，身体健康。

血脂降下来，晚年幸福来

一、了解病症由来

老年人常因患有高脂血症而引发冠心病、脑卒中、糖尿病、肥胖等。此病可导致动脉硬化，是心脑血管等许多严重疾病的诱因之一。因此，预防和治疗高脂血症是老年人保持身体健康的关键之一。

发病机理：

（1）遗传因素。高脂血症属于家族病之一，许多患病者都遗传自父母。

（2）生理因素。高胆固醇、肝硬化、糖尿病、肾病等疾病可导致高脂血症的产生发展。

（3）先天因素。先天性血浆脂质匮乏和脂蛋白代谢缺陷可引发原发性高脂血症。

（4）其他因素。营养不均衡，大量摄入脂肪和热量，酗酒，被药物中的雄激素刺激，都有可能导致患有高脂血症。

症状：

（1）黄瘤生成。患者面部、关节、髋部、臀部等部位会出现黄色或橘黄色的扁平状瘤。这种黄色瘤或略凸于皮肤或呈大小不一的圆形结节。会对皮肤造成损害，是一种脂质沉积性病症。

（2）视力模糊，眼底出血。大粒脂质物质沉积在眼底小动脉上，就容易出现两眼干涩、视力下降、眼底充血等现象。

（3）动脉粥样硬化。当脂质物质过多沉积在动脉内膜上时就会引发动脉粥样硬化，阻碍血液正常流通，从而引发冠心病、脑栓塞、心肌梗塞等周围血管性疾病。

（4）身体表现异常。患者的身体会出现多种不适感，主要表现为头晕、耳鸣、健忘、失眠、体重增加等。

二、治疗期间注意事项

（1）对症治疗。除了治疗高脂血症，还要积极治疗其他有关疾病，如甲状腺功能低下、糖尿病等。

（2）合理膳食。补充维生素E，保证营养均衡，注重多种食物搭配。多吃纤维含量丰富的蔬菜和有降压作用的豆制品。尽量避免摄入过多热量、脂肪和糖分。另外要注意含果糖多的水果也不宜多吃。

①忌饱食、暴食。每天的热能摄入与消耗应基本平衡，如供过于求，过剩的热能会转变成脂肪，存于人体内，使人体发胖，体重增加。

②少吃肉。长期进食过多的脂肪食物，是引起高血脂的主要因素。

③少吃盐。食盐的摄入量与高血压病有关，而长期高血压易致动脉硬化，进而发展成为冠心病，所以吃盐尽量控制在每天5克以下最好。

④少吃糖，禁酒烟，忌浓茶。尤其是要戒烟，因冠心病发生心肌梗塞的危险性，吸烟者比不吸烟者高2～6倍，吸烟量越多，时间越长，急性心肌梗塞的发病率就越高。

三、食疗、偏方有功效

人到中年，由于工作紧张、缺乏运动、生活饮食不规律，尤其是过量食用高脂肪食物，容易造成高血脂。而在饮食方面注意调理的话，能够大大减轻高血脂病的症状。

1．食疗秘方

▲食疗秘方一：清煮鲤鱼

方法：取鲤鱼1条（250克左右）去鳞和内脏，加紫皮大蒜1头、葱白几段、赤小豆60克，入锅加水，温火炖熟，吃鱼喝汤（勿放盐）。每日1次，7日1疗程，吃6个疗程。此方还有健脑的作用。

▲食疗秘方二：白芍、乌梅等煎服

原料：白芍、乌梅、木瓜、沙参、麦冬、石斛、莲肉各9克，柴胡、白术、桑叶、黑山栀各6克。

做法：将上药水煎2次。

食法：每日1剂，早晚各服1剂，3个月为1疗程。待病情稳定后（化验检查血脂恢复正常值或接近正常值），所服处方将剂量加至3～4倍，配制丸剂，每丸重9克，每日2丸。服用9剂的时间不少于4～6个月，这对巩固疗效、防止复发极为重要。

▲食疗秘方三：降脂饮

原料：鲜山楂30克，生槐米5克，嫩荷叶15克，草决明10克。

做法：将上药放入砂锅中煎煮，至山楂酥烂时，用汤勺将山楂捣碎，再煮10分钟，滤取煎液。

食法：加入白糖适量，不限时频频饮服。

功效：行淤化滞。用于高血脂症。

▲食疗秘方四：发菜马蹄粥

原料：发菜15克，马蹄120克，粳米60克。

做法：先将发菜用清水浸泡软，用生油搓洗干净；马蹄去皮、洗净、切片；粳米洗净，然后把全部用料一起放入锅内，加清水适量，文火煮成稀粥，调味即可。

食法：随餐食用。

功效：清热除烦、利尿。

适应症：高脂血症属肝阳亢盛型者，症见头目眩晕，心烦口苦，咽喉干燥，小便短黄，大便干结。

禁忌：脾肾虚寒者不宜食用本品。

▲食疗秘方五：冬菇云耳瘦肉粥

原料：猪瘦肉60克，冬菇15克，云耳15克，粳米60克。

做法：先将冬菇、云耳剪去蒂脚，用清水浸软，切丝备用；猪瘦肉洗净、切丝，腌制备用；粳米洗净，然后把粳米、冬菇、云耳一起放入锅内，加清水适量，文火煮成稀粥，再加入猪瘦肉煮熟，调味即可。

食法：随餐食用。

功效：补益脾胃、润燥。

适应症：高血脂症、动脉粥样硬化症，亦可用于肿瘤的防治。

▲食疗秘方六：豆腐冬菇肉汤

原料：豆腐4块，冬菇30克，猪瘦肉250克，红枣4个，生姜4片。

做法：先将冬菇用清水浸发，剪去菇脚、洗净；豆腐切块；红枣（去核）洗净；猪瘦肉洗净，然后把猪瘦肉、冬菇、红枣、生姜一起放入锅内，加清水适量，大火煮沸后，文火煮1小时，下豆腐再煮半小时，调味即可。

食法：随餐饮用。

功效：补益脾胃，滋阴润燥。

适应症：高血脂症及高血压病属气阴两虚者，症见面色萎黄，饮食减少，神倦乏力；亦可用于产后体弱，症见乳汁不足，头晕眼花；阴亏气弱之眩晕、心悸；癌症属阴亏气弱者。

2. 偏方

▲偏方一：醋泡花生米

方法：将生花生米、生黄豆、核桃放入玻璃瓶内，用醋浸泡，封上口，一周左右就可食用，有减肥和降血脂、血压、血糖作用。

▲偏方二：盐泡蒜

方法：将鲜蒜用清水浸泡两天（要常换水），将辣味去掉，然后放入玻璃瓶用醋浸泡，加少许盐，封严口即可。一个月后可食用，对糖尿病、高血压、高血脂、肥胖病患者有一定的辅助疗效。

▲偏方三：空腹饮水

方法：每天早晨起床后坚持喝一大杯凉开水（约500毫升），可以帮助降血脂。

▲偏方四：空腹食苦瓜

方法：每天早上空腹生吃1个发黄成熟的苦瓜，吃时连同瓜内种子外面股红的包衣一起吃（苦瓜无瓤）。

▲偏方五：凉拌马齿苋

方法：采摘野菜马齿苋，在开水中煮一下，约2分钟后捞出，拌成凉菜，日食两顿，共约200克。长期吃有效。

当然，除了以上的秘方和偏方以外，平时多吃一些洋葱、玉米面以及高纤维的食物（如黑木耳等）都对高血脂有一定的治疗作用。

四、身体健康，预防是关键

高血脂症并非什么顽疾，因此在它的预防方面也是很简单的。

预防措施：

（1）合理饮食。合理饮食是治疗高脂血症的基础，任何高脂血症在进行药物治疗之前，都应先行饮食治疗，只有在饮食治疗无效或病人不能耐受（常需半年至一年）时方才使用药物治疗，因为饮食治疗是最合乎生理的和有效的措施。不论何种降脂药物，或多或少都有一定的副作用，而且，即使在用药物治疗时，也不应放弃合理的饮食措施。

少吃高胆固醇和动物性脂肪类食物，多吃富含维生素、纤维素的蔬菜水果。应该戒烟，多喝水，忌饮酒。

（2）适量的体育运动：运动锻炼可增加消耗、改善脂质代谢，防止体脂和血脂增多。运动可使高甘油三酯血症患者的血脂含量完全降至正常水平。

不仅如此，运动还能提高人体血液中对抗动脉粥样硬化的脂蛋白——高密度脂蛋白（HDL）的含量，改善心脏功能，增加心脏的侧支循环，从而也起到防治冠心病的良好作用。健康状况良好，又无冠心病的高脂血症患者，应该进行经常性运动，如长跑、骑自行车、游泳、打球、爬山等。但对已合并有冠心病以及有严重的高血压和糖尿病等疾病者则不宜进行剧烈的运动。这类患者应在医师指导下，根据病情进行适当的医疗体操、太极拳、气功等锻炼。

高血压不再高，神色好起来

一、了解病症由来

高血压有原发性高血压和继发性高血压两种。原发性高血压即我们通常所说的高血压病。近年来，老年性高血压的患病率呈上升趋势，是造成老年人死亡和残疾的主要原因，及早发现和控制病情，可大大降低高血压的致残率和死亡率。

发病机理：

高血压属常见的老年人心脑血管疾病之一，可引发心、脑、肾等器官的并发症。常见的致病源因有以下几种：

（1）遗传因素。在高血压的发展过程中存在着家族遗传特性。父母患有高血压，其子女的患病率则可以高达45%。

（2）生理因素。血液中的血脂含量增多，附着于动脉内膜上，使血管壁弹性减弱，导致动脉粥样硬化，血压升高，并随着年龄的增长，人体动脉血管逐渐老化，弹性降低，容易引起血压升高。

（3）精神因素。由于竞争激烈，人们承受着巨大的心理负担，得不到充分的休息，精神长期处于紧张、疲劳状态，导致大脑皮层协调功能紊乱，外周血管输血受阻，全身小动脉痉挛，从而血压升高。

（4）急性症状。患者会出现浑身冒汗、视力模糊、头痛、呕吐、面色潮红、神志不清等症状。此状况为患者血压在短期内急剧升高所表现出来的，容易引发心绞痛、脑水肿、肺水肿等疾病，甚至导致肾衰竭、心力衰竭或脑卒中。

症状：

高血压病的症状很多，不过每个人的身体情况不一样，所以症状也往往因人而异，常见的症状有以下几种：

（1）头晕。头晕为高血压最多见的症状。头晕是病人的主要痛苦所在，其头部有持续性的沉闷不适感，严重的妨碍思考、影响工作，对周围事物失去兴趣。当出现高血压危象或椎基底动脉供血不足时，可出现与内耳眩晕症相类似症状。

（2）头痛。头痛亦是高血压常见症状，多为持续性钝痛或搏动性胀痛，甚至有炸裂样剧痛。常在早晨睡醒时发生，起床活动及饭后逐渐减轻，疼痛部位多在额部两旁的太阳穴和后脑勺。

（3）烦躁、心悸、失眠。高血压病患者性情多较急躁、遇事敏感，易激动。心悸、失眠较常见，失眠多为入睡困难或早醒、睡眠不实、噩梦纷纭、易惊醒。这与大脑皮层功能紊乱及自主神经功能失调有关。

（4）注意力不集中，记忆力减退。早期多不明显，但随着病情发展而逐渐加重。因颇令人苦恼，故常成为促使病人就诊的原因之一，表现为注意力容易分散，近期记忆减退，很难记住近期的事情，而对过去的事如童年时代的事情却记忆犹新。

（5）肢体麻木。常见手指、足趾麻木或皮肤如蚁行感或项背肌肉紧张、酸痛。部分病人常感手指不灵活。一般经过适当治疗后可以好转，但若肢体麻木较顽固，持续时间长，而且固定出现于某一肢体，并伴有肢体乏力、抽筋、跳痛时，应及时到医院就诊，预防中风发生。

（6）出血：较少见。由于高血压可致动脉脑硬化，使血管弹性减退，脆性增加，故容易破裂出血。其中以鼻出血多见，其次是结膜出血、眼底出血、脑出血等。据统计，在大量鼻出血的病人中，大约80%患高血压。

二、特殊疗法

对于高血压病来说，除注意情绪调节和药物治疗外，自我按摩是一种不错的防治高血压的疗法。

下面介绍几种不同的按摩手法。

手法1：推头。用两手大小鱼际按住头部两侧揉动，由太阳穴揉到风池穴，然后改用两手拇指揉风池穴，以达到酸胀感为宜。

手法2：抹前额。取坐式，双手食指弯曲，用食指的侧面，从两眉间印堂穴沿眉外抹到太阳穴处，至少10遍。

手法3：顺气。双手平放在胸上，掌心贴胸部，用鼻深吸一口气，接着用口呼气，双手慢慢向下抚到小腹部，反复做10遍。

手法4：浴腰。两掌手指并拢，紧按腰背脊柱两侧，从上往下挤压至臀部尾骨处，每次20遍。

手法5：捏手掌心。血压急剧上升时，捏手掌心可作为紧急降压措施。其方法：先从右手开始，用左手的大拇指按右手掌心，并从手掌心一直向上按到指尖，然后返回掌心，直到每根指尖都按到。按照同样的操作法按左手掌。

三、食疗、偏方有功效

绝大多数的高血压都与饮食有关，相信采取下面一些专门治疗高血压的食疗秘方、偏方，一定能够发挥不错的效果。

1. 食疗秘方

▲食疗秘方一：鲜藕芝麻冰糖

方法：鲜藕1250克，切条或片状，再将生芝麻500克压碎放入藕条（片）中，再加入冰糖500克，上锅蒸熟，分成5份，凉后食用。每天1份，一般服用1副（5份）即愈。

▲食疗秘方二：决明子粳米粥可降压

原料：决明子10～15克（炒），粳米50克，冰糖适量。

做法：先把决明子放入锅内炒至微有香气，取出，待冷后煎汁、去渣，放入粳米煮粥，粥将熟时，加入冰糖，再煮一二沸即可。

食法：适合春夏季食。每日1剂，5～7天为1疗程。

▲食疗秘方三：莲子粟米薏米粥

原料：用莲子、薏米各50克，粟米100克。

做法：煮粥。

食法：经常服用。

功效：食疗高血压。薏米甘、淡，微寒，含苡仁油、蛋白质、碳水化合物、维生素B_1和氨基酸等。功能利水渗湿，祛风湿，清热排脓，健脾止泻。粟米又叫小米，新小米甘、咸；陈小米苦、寒，含蛋白质、脂肪、淀粉、钙、磷、铁、维生素B_1和B_2、粗纤维、烟酸、胡萝卜及多种氨基酸等。功能和中益肾、除热解毒。所含高纤维素能降低血脂水平，对防止动脉硬化有益。

▲食疗秘方四：山楂丹参粥

原料：山楂30～40克，丹参15～30克，粳米100克，砂糖适量。

做法：将山楂、丹参放入砂锅煎取浓汁、去渣，加入粳米同煮粥。待粥将熟时，加入白糖，稍煮即可。

食法：两餐之间当点心温热服用。不宜空腹服。7～10日为1个疗程。

功效：活血行气，养血散淤，生新血。适用于冠心病、心绞痛等。

▲食疗秘方五：洋葱汤

原料：大的洋葱10头，小的则要用15头。

做法：洋葱洗过之后晾干，剥除最外边的细薄皮层，再用剪刀把里面的薄皮剪细，放入陶瓷茶壶，加入8份水，用火煮，沸腾后用文火煨，煎至水的颜色如茶，只剩下一半为止。

食法：每天代茶喝1～3杯，连续3天服用后可量一下血压，一般一星期后血压即能恢复正常。

▲食疗秘方六：绿豆西瓜粥

原料：大米120克，绿豆100克，西瓜瓤150克。

做法：将绿豆洗净，用清水浸泡4小时；西瓜瓤切成小丁；将大米淘洗干净，与泡好的绿豆一同放入锅内，加入适量清水，大火烧沸后转用小火熬至粥黏稠，拌入西瓜瓤，再煮至沸即成。

食法：每日早、晚分食。

功效：清热利尿，消暑止渴，祛淤降压。适用于高血压、暑热症、牙龈炎、口腔炎、咽喉炎、高脂血症、动脉硬化等病症。

▲食疗秘方七：莲子粳米粥

原料：莲子粉15克，粳米30克，红糖适量。

做法：将上3味同入砂锅内煎煮，煮沸后改用文火煮至黏稠为宜。

食法：当半流质饮料，不计时稍温食用。

2．偏方

▲偏方一：玉米须粥

原料：玉米须50克（鲜品100克），大米100克，蜂蜜30毫升。

做法：将玉米须洗净、切碎，剁成细末，放入碗中备用；将大米淘洗净，放入砂锅，加水适量，煨煮成稠粥，粥将成时调入玉米须细末，小火继续煮沸，离火稍凉后拌入蜂蜜即成。

食法：每日早、晚分食。

功效：滋阴清热，平肝降压。适用于高血压病、尿路感染、尿路结石等病症。

▲偏方二：蜂蜜黑木耳

原料：黑木耳30克，蜂蜜30克。

做法：先将木耳用水泡发，蜂蜜放锅内煮沸，加木耳于锅中和蜂蜜一起搅拌炒熟即可。

食法：一日内吃完，可长期服用。

功效：适用于高血压、冠心病、动脉硬化病者食疗。

▲偏方三：芹菜粳米粥

原料：芹菜100克，粳米100克。

做法：将芹菜连根洗净，加水煮，取汁与粳米100克同煮成粥。

食法：早、晚食用。

功效：春季肝阳易动，常使人头疼、眩晕、目赤，常吃此粥可平肝降压。

▲偏方四：刺儿菜

方法：将农田里（秋后时期最好）采来的刺儿菜200～300克洗净（干刺儿菜约10克），加水500克左右，用文火熬30分钟左右（干菜时间要长些），待熬好的水温晾至40℃左右时，一次服下，把菜同时吃掉更好。每天煎服一两次，一周可显效，常服此菜，即可稳定血压。

▲偏方五：明矾枕头

方法：取明矾3～3.5千克，捣碎成花生米大小的块粒，装进枕芯中，常用此当枕头，可降低血压。

▲偏方六：花生壳

方法：将平日吃花生时所剩下的花生壳洗净，放入茶杯一半，把烧开的水倒满茶杯饮用，既可降血压又可调整血中胆固醇含量，对患高血压及血脂不正常的冠心病者有疗效。

▲偏方七：芥末煮水洗脚

方法：取芥末面250克分成三等份，每次取一份放在洗脚盆里，加半盆水搅匀，用炉火煮开，稍放一会儿，免得烫伤脚，用此水洗脚。每天早晚1次，1天后血压就可下降，再用药物巩固一段时间，效果更好。此方无副作用。

四、身体健康，预防是关键

高血压病本身并不可怕，可怕的是由它而引起的一些并发症，诸如心脏病、脑动脉硬化、血栓等症。如果能够有效地预防高血压的发病，那么那些并发症便不会危害老年人的健康了。

预防措施：

（1）合理饮食，控制体重。合理进食，避免过多食用高盐、高脂肪、高热量、高胆固醇的食物。尽量将体重控制在标准范围之内，戒烟戒酒，少食多餐，多吃新鲜水果、蔬菜。

（2）积极参加运动锻炼。通过运动，舒张肌肉、血管，缓解身体和大脑的疲劳，使精神得到放松，不仅有助于保持血压稳定，还能够控制体重。

远离低血压，头脑清醒不迷糊

一、了解病症由来

所谓低血压，是指动脉血压的收缩压（俗称高压）低于12千帕（90毫米汞柱），舒张压（俗称低压）低于8千帕（60毫米汞柱）。

成人正常血压低于90/60毫米汞柱，老年人低于100/70毫米汞柱，也称为低血压。低血压可分为急性和慢性两种。平时我们讨论的低血压多为慢性低血压，即血压长期偏低，并伴有头晕、头昏、乏力、易疲劳等症状。据统计，低血压发病率为4%左右，老年人群中可达10%。

发病机理：

（1）体质性低血压。一般认为这与遗传和体质瘦弱无关，多见于40～60岁的妇女和老人，轻者可无任何症状，重者出现精神疲惫、头晕、头痛、甚至昏厥。夏季气温较高时症状更为明显。

（2）直立性低血压。直立性低血压是患者从卧位改变到直立位时，或长时间站立时出现血压突然下降超过20毫米汞柱，并伴有明显症状，如：头昏、头晕、视力模糊、乏力、恶心、认知功能障碍、心悸、颈脊部疼痛等。多种疾病可引起直立性低血压，如多系统萎缩、糖尿病、帕金森氏综合症，或其他情况，如久病卧床，体质虚弱的老年人。

（3）继发性低血压。由某些疾病或药物引起的低血压，如脊髓空洞症、风湿性心脏病、降压药、抗抑郁药、慢性营养不良和血液透析等。

（4）餐后低血压。餐后发生的低血压。

（5）排尿性低血压。排尿中或排尿后突然晕倒，神志不清，发作后2～3

分钟恢复正常。多因夜间膀胱满后突然排空使腹腔压力骤减，静脉扩张，回心血量减少，血压下降所致。

（6）药物性低血压。老年因病服用降压药如甲基多巴，胍乙啶、帕吉林、安定类、奋乃静，双氢克尿噻、呋塞米以及抗心绞痛药如异山梨酯、硝酸甘油等也可引起低血压。

二、治疗期间注意事项

（1）及时找医生确定低血压的原因。

（2）增加饮食营养，多食温补脾肾的食物。

（3）适当多吃食盐，可提升血压，改善头晕、困倦无力等症状。但食盐摄入量亦不可太高。

（4）常吃生姜，能促进消化、健胃、升高血压。可将姜末撒于菜汤中或用姜末泡水代茶。

（5）少吃冬瓜、西瓜、芹菜、山楂、苦瓜、绿豆、大蒜、海带、洋葱、葵花籽等具降压效应的食品。

（6）积极参加体育锻炼，增强体质。

三、食疗、偏方有功效

绝大多数的低血压都与饮食有关，相信采用下面一些专门治疗低血压的食疗秘方、偏方，一定能够发挥不错的效果。

1．食疗秘方

▲食疗秘方一：补血饭

原料：黄芪50克，当归10克，红枣100克，龙眼肉1130克，白扁豆200克，粳米500克，砂糖适量。

做法：黄芪、当归煎浓汁备用；红枣洗净去核，龙眼肉、白扁豆洗净，先将白扁豆入锅，加水煮至半熟时，加入洗净的粳米和红枣、龙眼肉、砂糖，同时加入黄芪、当归的浓汁，拌匀，用文火煮成饭。

食法：

功效：益气补血。

▲食疗秘方二：大枣黄芪粥

原料：大枣10个，黄芪17克，粳米50克。

做法：先煮黄芪，去渣取汁，汤汁与大枣、粳米同煮。

食法：每晚服1次，连服2个月。

▲食疗秘方三：姜草银耳方

原料：干姜20克，甘草15克，银耳30克，均研末。

做法：

食法：每次服2克，每日2次。

▲食疗秘方四：复原汤

原料：淮山药50克，肉苁蓉20克，菟丝子10克，核桃仁2枚，羊肉汤500克，羊脊骨一具，粳米100克，葱、姜适量。

做法：将羊脊骨剁数节洗净，羊瘦肉洗净、切块;将淮山药、肉苁蓉、菟丝子、核桃肉用纱布袋装好扎口，生姜、葱白拍烂；将以上原料和粳米同煮，再放入花椒、八角、料酒，移到文火上继续煮，炖至肉烂，加入调味品即成。

食法：饮汤食肉。

▲食疗秘方五：莲子枸杞酿猪肠

原料：莲子、枸杞各30克，猪小肠两小段，鸡蛋两个。

方法：先将猪小肠洗净，然后将浸过的莲子、枸杞和鸡蛋混合后放入猪肠内，两端用线扎紧，加清水500克煮，待猪小肠煮熟后切片服用。

▲食疗秘方六：远志枣仁粥

原料：远志、炒酸枣仁各10克，粳米50克。

做法：先将粳米煮成粥，然后放入洗净的远志、枣仁，再煮20分钟。

食法：晚间睡前做夜餐吃。

功效：本方有宁心安神、健脑益智之功效，可治疗老年人血虚所致之惊悸、健忘、失眠等症。

▲食疗秘方七：乌鸡黄芪汤

原料：乌骨鸡1只，当归60克，红糖150克，黄芪、米酒各50克。

做法：将鸡宰杀，去毛开腹、洗净，放入当归、黄芪、红糖、米酒，再将鸡腹缝紧，入锅蒸熟。

食法：吃肉喝汤。每半月吃1次，连吃2个月。

2. 偏方

▲偏方一：红葡萄酒

方法：高级红葡萄酒1瓶，放1根党参，一般泡3天。

食法：每天晚上临睡前喝小酒杯半杯，约半两。一般患者一瓶即可见效。

▲偏方二：开水焐鸡蛋

做法：每天早晨将鸡蛋1个磕入茶杯内，用沸水避开蛋黄缓缓倒入，盖上杯盖焐15分钟（冬季可将鸡蛋磕入保温杯内），待蛋黄外硬内软时取出，用淡茶水冲服，每天1个，连服30天，重者可适当延长。

▲偏方三：韭菜汁

方法：将韭菜捣烂取汁。每日早晨服1杯，长期服用，可使血压恢复正常。

▲偏方四：清蒸葡萄枸杞

原料：葡萄干60克，枸杞子30克。

做法：把葡萄干、枸杞子放入碗内，隔水蒸熟。

食法：每日1次，连续服食。

功效：该药膳具有补气养血、强身益智的功效。它主治神经衰弱属气血不足者。症见体弱健忘，动作缓慢，反应迟钝，视物不清等。

▲偏方五：香料大枣

原料：党参15克，黄精12克，肉桂10克，大枣10枚，甘草6克。

做法：水煎服。

食法：每日1剂。

四、身体健康，预防是关键

低血压与高血压一样，都会给老年人造成一系列的伤害，因此一定要做好预防工作，防治引发并发症。

预防措施：

（1）注意休息勿过劳。现代生活节奏快，工作压力大，如果不注意休息，很容易出现血压偏低。因此，经常发生低血压的人要劳逸结合，保证充足睡眠，防止出现低血压。

（2）防止体位性低血压。当坐、蹲、卧的时间比较长时，需要直立时一定要缓慢而起，尤其是老人和妇女。

（3）宜洗热水澡。血压偏低的人，经常洗热水澡可加速血液循环，减轻低血压症状或防止出现低血压。水温以43～45℃为宜。

（4）血压偏低的人食物中可适当多加些盐。低血压的人对钠盐的需求量高于正常人，适当多食可提高血压。

（5）防止营养不足性低血压。一些女性为了保持体形，经常减肥，而减肥最主要的途径是控制饮食，长此以往，会造成营养不良而出现低血压。所以减肥时要防止营养不良性低血压。

（6）饮食调理。低血压患者可多吃生姜，生姜含挥发油，可刺激胃液分泌，兴奋肠管，促进消化并可使血压升高；同时，低血压者还可多吃桂圆、红枣、核桃等，少吃芹菜、冬瓜、红小豆、山楂等。

调理神经衰弱，睡眠好、精神更好

一、了解病症由来

神经衰弱是由于某些长期存在的精神因素引起大脑活动过度紧张，从而产生脑力活动能力的减弱。由于神经衰弱可出现许多躯体疾病和某些精神病的早期症状，因此必须鉴别清楚，以免误诊。

发病机理：

引发神经衰弱的病因很多，不过以下面几种原因居多。

（1）感染。当人们感染肺炎、伤寒、传染性肝炎或肺结核病等疾病时，消化吸收功能下降，而消耗却大量增加，活动能力减弱，常可影响脑功能。如在此时遇到外来不良精神，就易患神经衰弱。

（2）中毒。某些工业，如化工、油漆、印染、橡胶等工业的工人常因接触有害物质，如铅、砷、苯、汞、锰、铝、农药、一氧化碳、二氧化硫、硫化氢、氰化物等时间较长，致使有害毒物在人体蓄积，超过一定量时就会引起慢性中毒，出现无力、易疲劳、头昏、失眠、记忆力减退及情感障碍等症状。

（3）外伤。头颅外伤常会引发脑功能障碍，如注意力不集中、头痛、头昏、记忆力减退以及睡眠障碍、情感障碍、智力障碍、性格改变等。

（4）吸烟。吸烟有害健康，已为众所周知，但对大脑中枢神经系统的影响，却往往为人们所忽视。还有人认为在学习和思索时，吸烟可“除乏提神”，可帮助集中注意力，增强记忆，也确实看到有些人在看书、写文章时总是烟不离口。事头上，少量吸烟虽可提高脑的兴奋过程，但却减弱抑制过程，打乱了两者动态平衡，大剂量吸烟则会使脑转入抑制。烟草中的尼古丁会使长久吸烟者出现神经过敏、头昏、注意力分散、记忆力减退、急躁易怒、精神恍惚、失眠多梦、反应迟钝等神经衰弱或神经中毒症状，使工作效率减低。还有人观察到吸烟的妇女生出的孩子可能发育迟缓、智能低下、视力较差；同时，吸烟还可以使血液中游离脂肪酸和胆固醇含量增加，从而加速脑动脉硬化症的发生，影响大脑的供血、供氧。

（5）嗜酒。酒中的主要成分是酒精，在医学上属于麻醉剂。神经系统对其敏感。酒精首先是降低大脑皮层的抑制过程，使其失去了对皮层下低级中枢的抑制，丘脑、大脑边缘叶等部分的功能就活跃起来，因而出现的兴奋状态实质上是一种低级中枢过度兴奋的表现。

（6）精神因素。长期心情不舒服，心里郁闷都能导致神经衰弱等症。

症状：

（1）精神疲劳：表现为工作效率低，常感头昏脑涨，注意力不集中、丢三落四，人的记忆力明显减退，浑身乏力。伴随精神疲劳，可出现一些生理反应，如四肢无力、食欲不振等。

（2）情绪紊乱：表现为烦躁、易怒，病人常因微不足道的小事便感伤流泪，对光、噪声及某些气味敏感和反感。在病人易兴奋的同时，随之而来的是疲劳等。

（3）失眠：表现为入睡困难、浅睡多梦，梦多反映人焦虑或不愉快情绪，由于一夜梦幻不断，早上起床感到疲乏。

（4）疑病：由于中枢神经系统机能失调影响到皮层下部位时产生的一些病症，如消化不良、腹部胀满、心悸胸闷、呼吸不畅、便秘腹泻等。有些病人过分集中注意自己身体的各种变化，加上对疾病认识不足，从而产生各种疑病观念，如担心患了肠病、胃病、肺病等，因而更加焦虑不安，便四处求医，自已给自己增添痛苦。

二、特殊疗法

在长时间的连续工作，或突然受精神刺激，或长期焦虑，或饥饿和饱食后用脑等，实行自我按摩疗法是非常有效的。

（1）将双手掌相对搓热，然后由前额处经鼻两侧向下至脸颊部，再向上至前额处，做上下方向的搓脸动作36次。

（2）用双手揉搓耳部36次。

（3）用双手指自前向后做梳理头发的动作36次。

（4）双手五指自然分开，从前向后，先以各指端快速轻击头皮，逐渐加重，最后改用手指拍击头皮36次。

（5）用双掌捂住双耳，手指放在枕骨上，食指压在中指上，食指快速下滑，弹击耳后枕骨处36次。

（6）用双手指交叉抱住头部，做颈部后伸动作36次。

（7）用双手掌轻轻抚摸头部，将头发从前向后理顺，呼吸稍稍加深并减慢，数次后恢复平静呼吸。

上述疗法不仅能吸引注意力，而且可改善头面部的血液循环，使面色红润、头脑清醒、记忆力加强。

三、食疗、偏方有功效

中医认为，神经衰弱皆由七情所伤、气机郁滞不畅所致。饮食疗法能够治疗神经衰弱。

▲食疗秘方一：莲子猪心羹

原料：炒决明子15克煎汤取汁，加入猪心（切片）1个，带心莲子100克。

做法：同煮做羹

食法：加盐少许调味食用。

功效：适用于烦躁易怒，胸闷肋胀，口干苦，大便干，头昏痛，目赤耳鸣等患者。

▲食疗秘方二：白鸭冬瓜煲

原料：白鸭1只，冬瓜500克，茯神、麦冬各30克，精盐适量，味精少许，香菜2根。

做法：香菜洗净切段备用。白鸭去毛及内脏，洗净切成小块。砂锅里加足量清水，放入鸭块、茯神和麦冬，旺火煮开，文火煲至鸭肉将熟时加入冬瓜，中火继续煮至鸭肉熟透、冬瓜烂熟，加入适量精盐、少许味精和香菜段。

食法：吃鸭肉和冬瓜，喝汤汁，分2～3次食用。

功效：滋阴清热、宁心安神。适用于阴虚火旺，症见心烦、失眠、多梦者。

▲食疗秘方三：归参山药猪腰片

原料：猪腰500克，当归、党参、山药各10克。

做法：将猪腰剔去筋膜、臊腺，洗净，加入当归、党参、山药清炖至熟烂。将猪腰取出用冷开水漂一下，切成薄片装盘，浇酱油、醋，加姜丝、蒜末、麻油等调料即可。

食法：佐餐随正餐一起食用。

功效：益气安神。

▲食疗秘方四：桂圆童子鸡

原料：童子鸡1只约100克，桂圆肉30克。

做法：把鸡挖去内脏洗净，放入沸水锅中氽一下，捞出后放入蒸钵或汤锅，再加桂圆、料酒、葱、姜、盐和清水，上笼蒸1小时左右，取出葱、姜即可。

食法：佐餐随正餐一起食用。

功效：补血、安神。

▲食疗秘方五：葱枣安神汤

原料：大红枣20枚，葱白（连须）7根。

做法：红枣洗净，用水泡发后入锅加水用文火烧20分钟，再加入洗净的葱白，继续用文火煎煮10分钟即成。

食法：吃枣喝汤。

功效：安心神，益心气。

▲食疗秘方六：猪心芹菜汤

原料：猪心1只，芹菜150克，食用油、姜丝、葱末、料酒、精盐、味精、胡椒粉、香菜末各适量。

做法：将猪心洗净煮熟，切成薄片，备用；芹菜洗净，切成小段，备用；炒锅上火，放入食用油烧热，投入姜丝、葱末炝锅，下入芹菜略炒，烹入料酒，加水适量，煮沸后下入猪心片，再煮3～5分钟，调入精盐、味精、胡椒粉，撒上香菜末即成。

食法：每日1剂，连服10～15天。

功效：适用于失眠。

四、身体健康，预防是关键

防治神经衰弱最主要的一点是要对该病有正确的认识，坚定战胜疾病的信心。

预防措施：

（1）首先要建立有规律的生活制度，安排好自己的工作、学习和休息。学会科学用脑，防止大脑过度疲劳。

（2）根据每个人的体力、爱好，每天坚持适当的体育锻炼，如打球、游戏、体操等。

（3）进行必要的治疗，如针灸、理疗和气功等。

预防老年痴呆症，越老越聪慧

一、了解病症由来

痴呆表现为智力衰退和行为及人格的改变，是由于躯体或脑部病变、中毒和情绪障碍引起的脑功能失调的一种表现。在老年人中，任何原因所引起的痴呆都叫做老年痴呆。

发病机理：

（1）遗传因素。一些老年性痴呆症患者的上几代或同代中均有此病患者。说明遗传基因中存在着患病因素。

（2）心理因素。亲友逝世、身体不佳、家庭矛盾等现象容易使老年人产生孤独、紧张、苦闷等不良情绪。长期处于压抑状态下或长期受精神刺激可导致老年性痴呆症。

（3）生理因素。人体内维生素B_{12}的缺乏是老年性痴呆症的诱因之一，并且随着年龄的增长，脑老化现象越来越严重，最终可导致老年性痴呆症的发生。

（4）中毒因素。镇静剂、安眠药等药物中含有刺激神经的成分，长期服用容易降低大脑功能。另外，酒精中毒也会诱发老年性痴呆症。

（5）疾病因素。脑梗塞、脑外伤、原发性脑变性疾病、脑血管疾病等都有可能使中枢神经系统的退行性改变加速。

症状：

（1）记忆力下降。对新近发生的事情明显呈模糊、遗忘状态，如刚扫过地却说没扫。

（2）智力障碍。注意力不集中，逻辑思维能力、计算能力、判断能力逐渐下降直至混乱。思考做事没有主动性和条理性，常常一塌糊涂。

（3）语言障碍。自言自语，语无伦次，唠叨，说话含糊不清，无法明确表述自己的意思。

（4）定向障碍。无法分辨时间、方向、地点。

（5）运动障碍。严重老年痴呆症患者会出现四肢僵硬、平衡失调、大小便失禁等症状，以致生活不能自理，终日卧床，机体运动功能失常。

（6）举止异常。行为举止不受理智控制，如吵闹不休、随地大小便、行踪诡异等。

（7）人格发生变化。性格、脾性产生一系列变化，如变得幼稚、任性、喜怒无常、易猜忌，情绪不稳定，怀疑子女嫌弃自己等。

二、治疗期间注意事项

（1）日常生活活动训练：要使老人保存其基本日常生活习惯，如督促每日按时自行洗漱，梳头、刮胡须、如厕、洗脚等。帮助老人忌酒、忌烟，还要防护足以引起老人情绪波动的精神刺激。

（2）开展适宜的家务活动：从简易动作开始，使老人作些轻微家务劳动，以减轻早期患者的焦虑情绪，还可促进老人体质上的健康。

（3）医疗体育：适当安排散步、气功、简化太极拳和运动量不大的保健操。

（4）妥善安排社会活动：要使老人尽量接触社会，与社会保持经常联系，如参加“老人日托班”和“日间老人工疗站”活动，使医护和社会联系相结合。

（5）对家庭人员进行宣传教育：对家庭人员宣传教育有关老年性痴呆症状、防治要点和康复措施十分必要。如果他们能了解痴呆患者产生症状的一般知识，就不致认为这些症状的出现是老人故意或敌意的了。

（6）建议家属填写好病人“行为日志”：日志内容包括特殊行为和症状发生时间、持续长短及发生当时的情境。这样有助于照顾人员能掌握情况和及时处理意外，也有助于家属认识到他们自己行为态度影响的重要性。

三、特殊疗法

看少儿节目可使老年人精神振奋，开动脑力，延缓衰老。儿童电影、儿童电视及儿童现场演出等，都适合老人观看。老年人看少儿节目的好处有六点：一是少儿节目轻松活泼，老年人经常看优秀的少儿节目，能增加朝气；二是能唤起老年人的童心，促人振奋精神；三是与晚辈共同看少儿节目，经常看到天真活泼、有朝气和想象力的下一代，使老年人感到祖国充满希望，更加关心下一代；四是少儿节目会使老年人体会到社会进步和巨大变化；五是少儿节目大部分都是益智节目，对延缓老年人衰老很有好处；六是通过和晚辈们一起看节目，老年人在浓浓亲情中享受天伦之乐。

四、身体健康，预防是关键

老年痴呆病人的总数必然会大幅度增加。这一现象不仅会给老年人的自身安全带来危害，对家庭和社会也是一种考验。我们必须掌握有效的治疗、护理方法，以预防老年痴呆症的恶化。

预防措施：

（1）预防大脑萎缩。老年人应该常用脑、勤用脑，加强对脑细胞的支持和保护。经研究发现，老年人学习外语，能够强化大脑的思维活动，加快脑部的血液循环和脑细胞新陈代谢。另外，加强肢体的锻炼，也有益于大脑细胞，所以老人应积极地参加社会活动，培养广泛的兴趣爱好，这样能够抑制老年痴呆症的生成。

（2）合理饮食。老年人应尽量少吃一些含有铝元素的食品，不要用铝制品烹煮菜肴。平时多吃胡萝卜、鱼、牛奶、黄豆、水果等对大脑有营养作用的食物，尤其是带鱼，许多人在食用带鱼前，总要将鱼鳞刮掉，这种做法是错误的。研究人员发现，带鱼的鱼鳞中含有丰富的卵磷脂，这种物质被专家们誉为大脑的“返老还童”之品，所以经常食用保留鱼鳞的带鱼也是防止老年痴呆症的重要措施之一。另外，还要补充必要的矿物质和微量元素，这样可以防止因大脑供血不足而发生的痴呆症。

（3）预防疾病。动脉硬化是引起老年痴呆症的主要原因之一。所以老年人应注意预防动脉硬化症，平时少吃食盐，多做一些有益身心的体育运动，起居有常，这样有助于防止动脉硬化。

（4）生活有规律，避免过度精神紧张，合理安排工作、学习和娱乐，使大脑皮层兴奋部位轮流得到休息，防止过度兴奋而加重神经系统负担。神经细胞是否萎缩，对人的衰老变化起着重要作用。动物实验证明，大脑皮质的过度紧张是引起动物早衰的唯一原因。当人的神经系统正常机能遭到破坏时，体内外环境平衡失调，会引起各种脏器的功能低下，导致早衰。所以保持神经系统的健康，是防止早衰、防止大脑功能减退的重要因素。

皮肤不再瘙痒，远离不安与烦恼

一、了解病症由来

皮肤瘙痒症是皮肤上无任何原发病变的损害而只有皮肤瘙痒的皮肤病。属于中医“痒风”、“风痒”或“诸痒”等病范畴。

发病机理：

本病的发病原因较为复杂，其致病因素如下：

（1）全身性瘙痒症的致病因素：全身性瘙痒症是许多内科病的症状之一。

内分泌障碍，如糖尿病、黏液水肿、甲状腺功能亢进或减退；感染性疾病，如旋毛虫病、盘尾丝虫病、血吸虫病等。肝脏疾病瘙痒是肝病中胆管阻塞的一种症状，可在黄疸出现前1～2年内发生，肝源性瘙痒的消失，可能是肝功能恶化的预兆。肾脏疾病、慢性肾盂肾炎和慢性肾小球肾炎均可瘙痒，并认为此种瘙痒与尿毒症状态的缓慢发展有关。此外，贫血、白血病、霍奇金病、蕈样肉芽肿、淋巴肉瘤、肿瘤、月经病、妊娠、自身免疫病、肠寄生虫病、精神病、便秘等均可引起全身性瘙痒。

另外，饮食刺激、药物过敏也可使皮肤瘙痒。环境因素包括气温、湿度、季节和工作环境及患者皮肤的干燥和萎缩等都可引起全身瘙痒。

（2）局部瘙痒症的致病因素：直肠炎、肛门裂、外痔、蛲虫、阴虱及粪便残渣的刺激常为肛门瘙痒症的原因。妊娠、阴虱、蛲虫、白带、滴虫、念珠菌感染及避孕药品等常为女阴瘙痒症的原因。局部湿热等常为阴囊瘙痒症的病因。除此而外，染料、丝毛织品及内衣衬裤刺激，局部多汗、强烈日光照射等也可引起局部瘙痒。

症状：

本病老年多见（老年性瘙痒症），冬夏易发（冬季瘙痒症、夏季瘙痒症）。分为全身瘙痒症和局部瘙痒症。每种症状都有各自的特点。

（1）全身性瘙痒症：可开始即为全身性，或最初局限于一处，继而扩展至全身，也可为游走形式。瘙痒常为阵发性，尤以夜间为重。痒的时间久暂和程度轻重不一，严重者常搔抓至出血疼痛时才罢休。日久可继发湿疹样变、苔藓样变及色素脱失或沉着，也可继发脓疱疮、毛囊炎、疖病、淋巴管炎及淋巴结炎等。患者常伴有失眠、精神不振等神经衰弱症状。饮用酒类、浓茶、吃海鲜食物、情绪刺激、衣服摩擦，甚至某些暗示均可使瘙痒发作或加重。

（2）局部瘙痒症：好发于肛门、阴囊和小腿等部位。

①肛门瘙痒症：一般局限于肛门及其周围皮肤，也可累及会阴、阴囊或女阴。

瘙痒常为阵发性，因长期搔抓，局部可肥厚、浸润，皱纹加深，可有辐射状皲裂、浸渍和苔藓样变等继发性改变。

②阴囊瘙痒症：除阴囊外，偶可波及阴茎、会阴等处。为阵发性瘙痒，有时通过第二信号暗示即可突发剧痒。经常抓及摩擦可致局部水肿、渗液、糜烂、结痂、肥厚、色素改变或苔藓样变。

③女阴瘙痒症：主要发生于大阴唇外侧，也可波及小阴唇、阴阜及阴蒂周围等处。瘙痒为阵发性，夜间为甚，因长期搔抓，局部肥厚、浸润及苔藓样变常见。

④头部瘙痒症、腿部瘙痒症、掌跖瘙痒症、遗传性局限性瘙痒症及对阳光有特异反应的臂桡侧夏令瘙痒症也均具有各自的特点。

二、治疗期间注意事项

（1）注意皮肤清洁卫生。

（2）避免搔抓及热水肥皂烫洗。

（3）避免外界各种不良刺激因素，衣着以棉织品为宜。

（4）外生殖器及肛门处避免使用刺激性强的药物。

（5）树立战胜皮肤瘙痒症的信心，坚定战胜该病的决心。

（6）禁止饮酒，勿食用辛辣等刺激性饮食。

（7）皮肤瘙痒症经常搔抓易使局部皮肤增厚，结果形成愈抓愈痒，愈痒愈抓，愈抓愈厚的恶性循环，因此一定要克制自己少抓或不抓。

（8）积极配合医生寻找病因，治疗原发病。

三、食疗、偏方有功效

老年性皮肤瘙痒，大都是全身性疾病，这与内分泌大有关系。因此，一些食疗秘方、偏方还是能够起到调节作用的。

1. 食疗秘方

▲食疗秘方一：中药饮

方法：当归、生地各15克，赤芍、川芎各12克，防风、荆芥、蒺藜、何首乌各10克。水煎服。每日1剂。此方适用于血虚生风之瘙痒游走、头部与上身尤甚者服用。

▲食疗秘方二：苦参薏米粥

方法：苦参12克，薏米30克，车前子、地肤子各15克，夏枯草10克，赤茯苓20克，甘草3克。水煎服。早晚各1次，每日1剂。

▲食疗秘方三：桃仁粳米粥

方法：取桃仁10克，粳米50克，加适量水煮成粥食用。

▲食疗秘方四：海带绿豆汤

方法：取海带、绿豆、红糖各适量，同煮汤食用。

2. 偏方

▲偏方一：西瓜皮疗法

方法：把西瓜皮（去外皮和红瓤，留下浅绿色的肉质部分）用刀切成薄片，擦拭患部，瘙痒立即消失，三五天内不再有痒的感觉了。

▲偏方二：木立芦荟疗法

方法：用家养的木立芦荟，洗净擦干，剪掉飞刺，从中分开，露出汁液擦瘙痒处，连续擦3次就不痒了。

四、身体健康，预防是关键

若想免受皮肤瘙痒的折磨，最好的办法莫过于有效地预防了。

预防措施：

（1）定期查体，及时发现并合理治疗与皮肤瘙痒症有关的潜在性疾病。

（2）避免精神紧张，情绪激动、忧郁、焦虑等精神因素。

（3）加强体育锻炼，增强对各种环境的适应能力。

（4）忌用碱性强的肥皂和洗衣粉，尽量不穿化纤织物。

（5）皮肤干燥的人，洗澡后外涂润肤剂，以防皮肤瘙痒症的发生。

护理好脑血管，远离痴呆与猝死

一、了解病症由来

急性脑血管病又被称做脑中风，可分为缺血性脑血管病和出血性脑血管病。此病的发病率、致残率、死亡率在各类血管性疾病中都名列前茅，给家庭、社会造成了极大影响。老年人是急性脑血管病的高危人群，因此，要对此做好防治措施。

发病机理：

（1）遗传因素。脑中风有很大部分来自于基因遗传。据研究表明，父母患有脑中风者的发病率要远远高于普通人。

（2）年龄因素。随着年龄增长，脑中风的发病率越来越高。55～75岁是脑中风发病率较为集中的年龄段。

（3）生理因素。脑中风发病率的高低与心脏病、高血压、糖尿病等疾病有着直接关系。通常这些疾病是脑中风的病发诱因。

（4）其他因素。大量饮酒、慢性酒精中毒，吸烟，高盐、高脂食物摄取过多也是促使脑中风病发的原因之一。

症状：

（1）血栓形成

①前兆。患者早晨起床时会感觉头晕、头痛、部分肢体麻木，严重时会感觉恶心、头部剧烈疼痛，并伴有呕吐现象。通常脑中风之前都曾有过短暂脑出血症状。

②血栓引起的症状。不同部位的血栓形成可引起不同程度的神经性病

变，如大脑前动脉血栓形成出现下肢严重瘫痪；大脑中动脉血栓形成出现偏身感觉障碍和同向偏盲；椎基底动脉系统血栓形成出现交叉性瘫痪和复视、语言障碍和吞咽障碍等感觉障碍。

（2）出血

通常脑出血病发比较突然，没有任何预兆，且多发于50岁以上的中老年人，症状严重，死亡率高。病发时患者会出现头晕、呕吐、剧烈头痛、血压升高等症状，脉搏缓慢无力，睡觉时呼吸沉重，有鼾声。严重者很快出现肢体瘫痪、失语、意识障碍以及大小便失禁。脑出血可分为壳核出血、丘脑出血、脑桥出血、小脑出血、脑室出血。随着出血部位和出血量不同，分别具有其相应的临床症状。

二、治疗期间注意事项

（1）查病因治疗。如果病因明确，如可确诊是由糖尿病引发的，那么就根据病因做出针对治疗。

（2）循环和降压治疗。可使用低分子右旋糖酐、尼莫地平等药物改善微循环。推注5～10毫克硝酸甘油以控制血压，并可适当采用量子疗法或低能量氦一氖激光血管内照射疗法来治疗脑血管病。

（3）病症治疗。根据不同的病期、症状可以分别制定溶栓、抗凝等治疗重点。如急性期重危病人，应主要控制脑水肿，平稳血压，防止发生脑疝。

（4）并发症治疗。可采用按摩、针灸、功能训练等方法治疗脑中风后的偏瘫、失语等神经功能障碍；同时要防止发生其他并发症，如褥疮、尿路感染等。

（5）手术治疗。如经医生诊断情况符合者可进行手术治疗，如脑内生命体征尚好，心、肺、肾功能较完好等。手术治疗主要应用于急性脑出血病人。

三、食疗、偏方有功效

脑血管病有很多种，在这里我们就介绍一些有关不同种类脑血管病的食疗秘方，仅供参考。

▲食疗秘方一：定风丸

原料：草乌、附子各100克（上2味皆须炮制去毒，用生姜煮过），川椒60克。

做法：将上述3味研末，酒糊为丸，如绿豆大。

食法：每服9丸，每日早、中、晚各1次，空腹送下。

适应症：主治半身不遂、胃病。

▲食疗秘方二：风瘫药酒

原料：生地、熟地、枸杞、木通、牛膝、川芎、生苡仁、当归、金银花各60克，五加皮、苍术各30克，川乌、草乌、甘草、黄柏各15克，松节100克。

做法：在上述药中加酒8千克，煮半小时后，贮入罐内，密封，埋于土内退火气，3日后方可饮用。

食法：每日早、中、晚各服25～50毫升。

适应症：主治半身不遂，全身关节作痛。

▲食疗秘方三：灵脂草乌丸

原料：五灵脂100克，草乌25克（炮制去毒），核桃仁100克（去油）。

做法：将上述药研细末，混合后用醋糊为丸，如梧桐子大。

食法：每晚用白酒送服。初次服3克，次日晚服4.5克，后增至每晚服6克为止。

适应症：主治中风瘫痪。

▲食疗秘方四：香油生姜汁

原料：香油1杯，生姜汁半盏。

做法：将二汁混合灌下，病人痰即吐出。

适应症：主治中风后痰阻喉中，痰鸣作响，不省人事。

▲食疗秘方五：独活汤

原料：独活100克，白酒500毫升。

做法：将独活放入酒中，煎至一半后，去渣取汁服用。

适应症：主治中风口噤，身冷，不省人事。

四、身体健康，预防是关键

之所以患上急性脑血管病，大部分原因都是由于平时缺乏预防常识及保健意识所致。只要老年人多加注意，这类病症还是不难预防的。

预防措施：

（1）防治心脏病和糖尿病。加强对这两种病的防治可大大降低脑中风的发生率。

（2）控制体重和血压。肥胖和高血压是脑中风的危险因素。将体重和血压控制在正常范围内，可有效减少脑中风的发生。

（3）注意日常饮食。进食要有规律，多吃蔬菜、水果，少吃肉，以清淡和素食为主；戒烟酒。

前列腺不再增生，小解更顺畅

一、了解病症由来

由于腺体增生对尿道产生压迫作用从而导致排尿不畅，这种疾病就叫做前列腺增生，亦称前列腺良性肥大，是老年男性常见病之一。年龄越大，其发病率越高。据调查统计，60岁以上的男性发病率超过50%。这不仅影响了老年男性的身体健康，也影响了其生活质量。

症状：

（1）尿频。排尿频繁，且次数逐渐增多，并以夜尿次数增多为最明显症状。

（2）排尿不畅。有尿意时需用力才能排出尿液，并且尿流细浅，不能远射，甚至有时会呈点滴状迟缓滴出。

（3）急性尿潴留。指突然无法排出尿液，以致膀胱极度膨胀而使患者痛苦不堪。通常在憋尿时间过长或受寒后出现此种情况。

（4）尿失禁。在膀胱积存了大量尿液后，会出现无意识的尿液自溢，有时会发生夜间遗尿现象。

（5）尿血。前列腺表面血管扩张破裂，血液随尿液流出，导致出现尿血现象。

二、食疗、偏方有功效

前列腺增生症常易引起湿热内生、阻抑气血运行，导致湿热下注、血瘀气阻。因此，患前列腺增生症的老人应注意饮食清淡，多食青菜、水果，戒烟少酒，慎食辛辣，并保持大便通畅。此外，选用下述饮食疗法对前列腺的保健和前列腺增生的治疗有益。

1. 食疗秘方

▲食疗秘方一：参芪冬瓜汤

原料：党参15克，黄芪20克，冬瓜50克，味精、香油、盐适量。

做法：将党参、黄芪置于砂锅内加水煎15分钟去渣留汁，乘热加入冬瓜至熟，再加调料即成，佐餐用。

功效：有健脾益气、升阳利尿之功效。

▲食疗秘方二：三仁粥

原料：红小豆、花生米、红枣各少量。

做法：把这三样东西先洗净后，用清水浸泡两小时，浸泡的水不用换，直接下锅，熬粥喝，开始用大火煮，煮10～30分钟改用文火煮1小时，烂成粥最好（如枣去核烂得更快），食量不限。

▲食疗秘方三：枸杞肉丁

原料：猪腿肉250克，枸杞15克，番茄酱50克。

做法：猪腿肉250克洗净切成小丁，用刀背拍松，加酒、盐、湿淀粉拌和，腌渍15分钟后滚上干淀粉，用六七成热的油略炸捞起，待油热后再炸一次捞起，使肉至酥为止，捞起盛盘；枸杞15克磨成酱，加入番茄酱50克、白糖、白醋调成甜酸卤汁，倒入余油中翻炒至稠浓，投入肉丁拌和。

▲食疗秘方四：银耳汤

原料：银耳12克，鸡清汤1500毫升。

做法：将银耳用温水泡发，将鸡清汤倒入无油腻的锅内，入盐、料酒、胡椒烧开，然后放入银耳，上笼用大火蒸至银耳发软入味，取出加味精调味即成。

2. 偏方

▲偏方一：茴香葱白煎

方法：小茴香5克，葱白4根，一同捣碎水煎去渣。

▲偏方二：桂末粥

方法：肉桂末5克，白米60克。白米煮粥，半熟时加入肉桂末熬熟。

▲偏方三：核桃糖

原料：核桃仁500克，白糖500克。

做法：将白糖置锅中，加水少许，小火煎熬至用铲挑起成丝状而不粘手时停火，趁热加入麻油炸酥的核桃仁，调匀，倒盘中，待稍冷，压平切块即可。

▲偏方四：桂浆粥

原料：肉桂5克，车前草30克，粳米50克。

做法：先煎肉桂、车前草，去渣取汁，再加入粳米煮熟后加适量红糖。

食法：空腹服。

功效：有温阳利水之功效。

三、身体健康，预防是关键

前列腺增生与个人生活习惯有很大的关系，养成良好的生活习惯，则不难预防前列腺增生了。

预防措施：

（1）注意饮食规律，戒酒戒烟，注意蛋白质的摄取，多吃蔬菜水果。

（2）加强个人卫生，防止感染，并适度节制性生活。

（3）加强体育锻炼，提高体质，并注意保暖，避免受凉。

预防类风湿性关节炎，腿脚灵活不受限

一、了解病症由来

构成关节的组织发生病变，并对其周围的骨骼肌肉产生累及作用的疾病就叫做类风湿性关节炎，亦称萎缩性关节炎。这是一种慢性全身性自身免疫性疾病，它不仅极大妨碍了老年人正常的日常生活，还对其身心健康造成了不良影响。

症状：

（1）发病先兆。病发前数周会感觉浑身无力、出汗、低烧，出现四肢麻木，伴有刺痛感，贫血，体重下降等现象。

（2）关节疼痛肿胀。最初指、腕等小关节出现痛感，局部发红、发热，并逐渐胀大。遇冷则胀痛加重，早晨关节有强直表现，不易弯曲。

（3）累及其他组织。随着病情加重，大关节、脊椎和其他关节出现僵直疼痛感觉，手指关节肿大呈梭形，膝关节肿大呈凸起，并逐渐衍变成关节畸形，肌肉开始萎缩，最终出现运动功能障碍，不能自理生活。

（4）产生结节。病情较重的患者会出现结节。这些结节直径由数毫米到数厘米不等，表皮光滑、坚硬，按压有痛感，通常生长在关节隆起处。

（5）其他异常。少数患者会出现肝脾肿大及淋巴结，并且骨质变得疏松。

二、食疗、偏方有功效

中医讲究“通则不痛，痛则不通”，饮食调理类风湿性关节炎是“内通”的好办法。

▲食疗秘方一：双桂粥

原料：肉桂2～3克，桂枝10克，粳米50～100克，红糖适量。

做法：将肉桂、桂枝煎取浓汁去渣，再用淘洗净的米加适量水煮粥，待粥煮沸时，放入桂汁和红糖，同煮成粥。

食法：每日早晚温热服。3～5日为1疗程。

功效：温经散寒，通络止痛，补阳气，暖脾胃。适用于寒湿腰痛，风寒湿痹，及肾阳不足，畏寒怕冷，四肢发凉，阳痿，小便频数清长，脉微弱无力，脾阳不振，脘腹冷痛，饮食减少，大便稀薄，呕吐，肠鸣腹胀，消化不良，妇人虚寒痛经。热痹病人忌用；暑症、热症、阴虚火旺的病人忌食。

▲食疗秘方二：核桃酪

原料：核桃仁150克，大米60克，小枣45克，白糖240克。

做法：核桃仁用开水稍泡片刻，剥去外皮，用刀切碎，同淘净的大米用500克水泡上；小枣洗净，上蒸笼蒸熟，取出去掉皮核，也和核桃仁泡在一起；将上三样东西磨成细浆，用纱布过滤去渣；锅洗净上火，注入清水500克，把核仁浆倒入锅内搅动，在即将烧开时加入白糖，待煮熟后即成。

食法：早晚做点心食用。

功效：活血止淤。

▲食疗秘方三：三七鸡肉汤

原料：鸡肉120克，三七12克，生黄芪30克，枸杞子15克。

做法：把全部用料洗净，一起放入砂锅内，加清水适量，文火煮2小时，调味即可。

食法：随量饮用。

功效：补气活血，化淤定痛。

适应症：外伤性关节炎属于气虚血淤者，症见关节肿痛，痛有定位，入暮痛甚，日久不愈，足软无力，不耐劳累，舌淡黯，脉大无力。

▲食疗秘方四：薏苡仁粥

原料：薏苡仁90克，粳米30克，黄鳝1条，生姜、红枣少许。

做法：将黄鳝去肠杂、洗净，薏苡仁、粳米、生姜、红枣（去核）洗净，一起放入瓦锅内，加水适量，文火煮2小时，至薏苡仁烂熟为宜，调味即可。

食法：随量食用。

功效：祛湿除痹，缓和拘挛。

适应症：类风湿性关节炎属于湿滞经络者，症见四肢拘挛，关节疼痛，身重倦怠，小便短少，舌苔白滑，脉濡缓。

▲食疗秘方五：葡萄生姜蜜茶

原料：鲜葡萄150克，鲜生姜汁50毫升，蜂蜜15毫升，绿茶5克。

做法：将鲜葡萄洗净、榨汁；绿茶放入茶杯内，倒入沸水泡成浓汁，过滤取汁；在茶汁中加入鲜葡萄汁50毫升、生姜汁和蜂蜜，搅匀即成。

食法：上、下午分饮。

功效：强壮筋骨，补益气血，滋阴养胃。适用于风湿性关节炎、眩晕症、慢性胃炎、营养不良性水肿等病症。

三、身体健康，预防是关键

由类风湿性关节炎的发病机理，我们不难得出一些关于它的预防办法。相信，若按照下面这些办法实施的话，类风湿性关节炎还是能够避免的。

预防措施：

（1）避免受寒。天气寒冷时注意保暖，避免在寒冷、潮湿的环境中长久作业，

（2）保持充分休息。尽量避免长期操劳，适当进行休息，注重劳逸结合。

（3）预防感染。加强个人卫生，注意预防和控制感染。

（4）积极参加体育锻炼。提高免疫能力和抗病能力，增强体质。

治愈眩晕对预防意外伤害很重要

一、了解病症由来

眩晕在中老年人群中并不少见。眩晕并非一种单独的疾病，而是一组综合症状，许多疾病都会出现眩晕。病人苦于眩晕症种种症状（如头晕旋转、步履踉跄、目眩耳鸣、恶心呕吐以及冷汗淋漓等）的折磨，万分痛苦。

发病机理：

眩为目眩，即眼花或眼睛发黑；晕为头晕，即人感觉天旋地转。产生眩晕的疾病很多，如梅尼埃病、高血压、脑动脉硬化、颈椎病致椎基底动脉供血不足、低血压、低血糖和颅内肿瘤等。

诱发疾病的病因主要有以下几个方面：

（1）前庭周围性眩晕均为真性眩晕，一般均有眼震和前庭功能改变。

①内耳病变（耳源性眩晕）：除眩晕、眼震和前庭功能改变外，伴有耳鸣和听力减退，多为单侧性。无其他神经系统体征。

A．梅尼埃病：耳鸣和听力减退呈波动性，即间歇期可恢复，但发作愈多恢复愈差（偶有一次发作后几成全聋者）。

B．急性迷路炎：见于中耳炎或迷路手术后。鼓膜穿孔后症状加重。

C．内耳损伤。

D．鼓膜内陷或受压。

E．耳石和前庭终未感受器病变：表现为“变位性眩晕”。

②前庭神经病变

A．药物中毒。

B．小脑脑桥角肿瘤或蛛网膜炎。

C．前庭神经外伤，症状同前庭出血，但少见。

③前庭神经元炎：无听力改变，仅有前庭神经症状。常在上呼吸道或消化道感染后发病，或有头部慢性感染灶。有时呈小流行，数日自愈，且少有复发。

（2）前庭中枢性眩晕由脑干、小脑或顶颞叶病变引起。

①脑血管病：眩晕同时伴有闪辉、复视、视物变形、颜面和肢体麻木感、头痛、晕厥、猝倒等症状。

②占位性病变：上述部位的肿瘤、脓肿、结核瘤、寄生虫等，也可引起眩晕。

③变性和脱髓鞘疾病：如延髓空洞症、多发性硬化、遗传性共济失调等。

④炎症：如脑干脑炎等。

（3）眼源性眩晕一般为假性眩晕（视动性眩晕例外），在注视外物时加重，闭眼或闭一眼后症状消失（先天性眼震例外），无前庭型眼震。

（4）本体感觉性眩晕为假性眩晕，伴有肢体深感觉减退，感觉性共济失调和肌张力减退等。

（5）全身疾患引起的眩晕。

（6）精神性眩晕。

症状：

眩晕有气血双补法、平肝潜阳法、补肾壮阳法、燥湿祛痰法和活血化瘀法等，每种类型都有不同的症状。

①痰浊型：由湿痰壅滞而引起，症状为眩晕、头重、胸闷、恶心呕吐和苔白脉滑。

②肝阳上亢型：由肝风上窜而引起，症状为眩晕、头胀头痛、心烦意

乱，易怒口干，舌红脉弦。

③痰郁化炎型：由痰湿上移而引起，症状为眩晕、头目胀痛、口苦耳鸣、舌苔黄腻等。

④肾虚型：由肾精不足而引起，表现为眩晕稍劳即发、健忘耳鸣、腰膝酸软、脱发肤干、尺脉沉细等。治疗宜补精养肾，肾阳不足的宜温补肾阳。

二、食疗、偏方有功效

尽管有一些眩晕是病理性的，不过采取一些相应的食疗还是能够起到缓解病症的目的。

1. 食疗秘方

▲食疗秘方一：天麻炖母鸡

原料：天麻片10克，老母鸡1只，生姜3片。

做法：将天麻洗净，生姜洗净切丝，老母鸡杀后去毛及内脏，填入天麻片和姜丝于鸡腹中，放入炖锅，加清水适量，武火煮沸，再改用文火炖至鸡熟烂即可。

食法：分数次饮汤吃鸡肉。可每周1料，连用3料。

功效：补血和血、熄风。用于病后虚弱、眩晕反复发作。

▲食疗秘方二：鸡蛋独活

原料：鸡蛋6个，独活30克。

做法：加水适量煎煮，鸡蛋熟后捞出，磕碎蛋壳，再放进去煮15分钟，使药液渗入蛋内。

食法：只吃鸡蛋，每日1次，每次吃两个，3天为一疗程，疗效奇特。

功效：治美尼尔眩晕症诱发的眩晕症状。

▲食疗秘方三：芹菜萝卜汁

原料：芹菜200克，白萝卜400克，蜂蜜20克。

做法：先将芹菜去根洗净，切成碎小段，将白萝卜洗净，连皮切碎，与芹菜碎小段同放入榨汁机中，打搅成浆汁，过滤取汁，加入蜂蜜，拌和均匀即成。

食法：早晚2次分服，或作饮料，分数次饮用，当日服完。

功效：本食疗方对肝火上炎型眩晕综合症尤为适宜。

▲食疗秘方四：槐花菊花绿茶饮

原料：槐花15克，菊花10克，绿茶2克。

做法：先将槐花、菊花分别拣杂洗净，与绿茶同放入砂锅，加水适量浸泡片刻，煎煮20分钟，用洁净纱布过滤，取汁盛入容器中即成。

食法：当茶饮用，早晚2次分服。

功效：本食疗方对肝火上炎型眩晕综合症尤为适宜。

2. 偏方

▲偏方一：向日葵头疗法

原料：向日葵头一个。

做法：切成块放到药锅里，水要没过它，用火煎。水开了后，再用微火煎15分钟。

食法：将煎得的水倒入3只茶杯中，每天服用一杯，连服3次。

▲偏方二：白果去壳研粉疗法

原料：白果30克。

做法：取白果去壳研成粉。

食法：分成4份，早、晚饭后各服1份，4～6天可好转。

禁忌：白果有毒，因此不可随意加量，也不可长期服用。

▲偏方三：防风、半夏等外敷疗法

原料：防风10克、半夏10克、丁香6克、肉桂6克、苍术10克、白芥子6克。

做法：将上述原料均研成粉，取少量拌以生姜汁，敷于肚脐眼和两耳耳尖上方，用胶布固定，每天更换。

三、身体健康，预防是关键

可以说，有一大部分的眩晕症状都不是由病理原因引起的，而这一大部分症状在个人的努力之下，是能够预防的。

预防措施：

（1）纠正生活、工作中头颈部不良姿势。

（2）防止颈项部外伤。

（3）驾驶员驾车应戴安全带，防止因紧急刹车使颈项部损伤，造成眩晕。

有效预防骨质疏松症，才能腰不酸腿不疼

一、了解病症由来

骨质疏松症是一般中、老年人都存在的，严重影响了老年人的正常生活，是老年人中常见的一种疾病。

发病机理:

随着年龄的增长，人体骨骼中的钙在不断流失，骨组织逐渐疏松，从而引起疼痛或驼背畸形，这一现象被称之为骨质疏松。

（1）中、老年人性激素分泌减少是导致骨质疏松的重要原因之一。绝经后雌激素水平下降，致使骨吸收增加已是公认的事实。

（2）营养缺失。体内蛋白质、维生素C的严重匮乏，可减少骨基质合成，无法生成新骨，这是骨质疏松的原因之一。

（3）钙质流失。随着年龄增长，老年人各组织功能下降，其中分解利用钙的功能也随之降低，造成钙质无法被吸收而逐渐流失，导致骨质疏松。

（4）日照不足。阳光里的紫外线可帮助体内生成钙质。如果长期在室内活动，缺少日晒，则有可能造成体内钙质不足，容易发生骨质疏松。

（5）遗传因素。骨质疏松存有种族差异。个人的峰值骨量和骨质大小取决于遗传基因。个人峰值骨量高，骨骼重，到了老年发生骨质疏松的可能性就小。

（6）其他因素。酒精中的乙醇会抑制骨的生成，因此长期酗酒可导致骨质疏松；咖啡和茶中的咖啡因会造成尿钙和内源性钙丢失，并且吸烟也可影

响钙的吸收。

（7）缺乏运动。长期缺乏运动会降低骨细胞的活动能力，造成骨质流失，成骨不足，从而导致骨质疏松。

症状：

（1）腰腿部位疼痛。腰腿疼痛为类风湿的主要症状，通常伸直、弯腰、运动、咳嗽时会感到剧痛，常见于关节凸起处和脊椎，并向脊椎两侧扩散。早晨和晚上疼痛加剧。

（2）疼痛持续时间长。患者往往由于某个动作出现持续性疼痛，或在某段时期长时间感到疼痛。

（3）身高回缩。随着年龄增长，由于骨量加速流失、胸腰段脊椎骨质疏松而发生胸椎体压缩变扁，导致骨骼变形弯曲、驼背，从而使身高回缩、变矮。

（4）发生骨折。常见有脊椎骨骨折、股骨颈骨折等。这是由于骨质疏松导致骨骼脆弱、缺乏韧性而引起的。

二、治疗期间注意事项

（1）加强户外运动。多到户外进行健身运动，可加速血液循环，加强肌肉收缩功能，促进生成新骨，预防和延缓骨质疏松，并且日晒有助于调节钙、磷的代谢，促进新骨形成。

（2）科学饮食。注意补充维生素和蛋白质，特别是维生素C和维生素D。多吃钙、磷含量丰富的食品，如乳制品、豆制品、鱼、虾及绿色蔬菜等，并要注意各种营养的比例均衡。

另外，由更年期引发的骨质疏松症还有一些特殊的注意事项。

（1）清淡低盐膳食，防治骨质疏松症。绝经后常有尿钙排量增多，而尿钙与钠的排出机制是相同的。如吃盐多，尿钠就排出多，同时尿钙排量也会增多，身体钙丢失增多。因此，提倡进食清淡低盐的膳食，可以避免尿钙过多地丢失，同时也有利于防治高血压。

（2）补充雌性激素，防止骨质疏松。更年期女性体内雌激素水平急剧下降，是绝经后骨质疏松症的重要发病原因。因此，适量补充雌激素，有助于防止女性在绝经后骨密度的快速下降。已证明绝经后女性服用雌激素者骨折发生率下降，其骨盐含量下降的速度较没服用雌激素者有明显变慢。

三、食疗、偏方有功效

西方营养学家经长期研究得出结论：食物疗法对预防骨质疏松症的效果更为显著。

▲食疗秘方一：乌豆猪骨汤

原料：乌豆20至～30克，猪骨200～300克（猪排骨150～200克）。

做法：将乌豆洗净、泡软，与猪骨同置深锅中，加水煮沸后，改文火慢熬至烂熟。

食法：调味后饮用。

功效：有补肾、活血、祛风、利湿。

适应症：适用于老年骨质疏松、风湿痹痛等。

▲食疗秘方二：鲫鱼汤

原料：活鲫鱼1条，佐料适量。

做法：将鲫鱼去鳞、鳃及内脏，加葱末、姜末、料酒、盐等调料，稍腌片刻，加水煮至汤白鱼烂。

食法：分次食用。

适应症：适用于老年骨质疏松、肾炎水肿、肝硬化腹水、糖尿病、肠道感染及痔疮脱肛等。

▲食疗秘方三：核桃补肾粥

原料：核桃仁、粳米各30克，莲子、怀山药、黑眉豆各15克，巴戟天10克，锁阳6克。

做法：将上述用料洗净，黑眉豆可先行泡软，莲子去芯，核桃仁捣碎，巴戟天与锁阳用纱布包裹，同入深锅中，加水煮至米烂粥成，捞出巴戟天、锁阳药包。

食法：调味咸甜不拘，酌量食用。

功效：补肾壮阳、健脾益气。

适应症：适用于脾肾两亏的骨质疏松症患者。

▲食疗秘方四：猪皮汤

原料：猪皮适量，佐料适量。

做法：猪皮洗净、切块，加水煮开去浮沫，入葱、姜适量，煮烂熟。

食法：加调料食用。

适应症：适用于老年骨质疏松、营养不良、贫血等。

▲食疗秘方五：姜附狗肉煲

原料：熟附子6克，干姜少许，狗肉250克。

做法：将狗肉洗净、切块，红烧至半熟后，加入附子、干姜煨烂。

食法：调味后食用。

功效：温肾壮阳、益气补虚。

适应症：适用于肾阻虚的骨质疏松症患者。

▲食疗秘方六：桑葚牛骨汤

原料：桑葚子25克，牛骨250～500克。

做法：将桑葚子洗净，加酒、糖少许蒸制。另将牛骨置深锅中，水煮，开锅后撇去面上浮沫，加姜、葱再煮；见牛骨发白时，表明牛骨的钙、磷、骨胶等已溶解到汤中，随即捞出牛骨，加入已蒸制的桑葚子，开锅后再去浮沫。

食法：调味后即可饮用。

功效：滋阴补血、益肾强筋。

适应症：适用于骨质疏松症、更年期综合征。对肝肾阴亏引起的失眠、头晕、耳聋、神经衰弱等也有疗效。

四、身体健康，预防是关键

迄今为止国内外尚无一种能彻底治愈骨质疏松症的有效药物。目前广泛使用的双磷酸盐类和降钙素之类药物只能暂时缓解骨质疏松症的进程。故医学专家认为：骨质疏松症是以预防为主，药物治疗为辅。

预防措施：

（1）积极运动健身。健身运动不仅可增强体质，防止钙质流失，还有助于放松心情。

（2）养成良好的饮食习惯。注意荤素搭配，不偏食、挑食，均衡补充营养。

（3）尽量减少饮酒和吸烟量，预防钙质流失。

抵制老年腰腿疼痛，让自理不再困难

一、了解病症由来

腰腿疼是老年人经常患的一种病，其原因众多，多发于60岁以上的老年人。

发病机理：

（1）腰椎长期负重，日积月累的微小损伤导致了腰椎骨质的退行性增生和椎间盘的萎缩，缺乏灵活性，腰椎负重力点不平衡，当受外力撞击、强劲用力或姿势不当时，极易损伤腰部肌肉、筋膜、韧带、关节囊和其他组织；或者年轻时腰椎间盘脱出后纤维增生钙化。

（2）压迫损伤腰部的神经，也可引起腰腿痛。在腰腿痛的急性期，由于软组织充血、水肿、肌紧张，无菌性炎症产物堆积，刺激神经，将产生剧烈疼痛；而在慢性期，则因软组织之间发生粘连，压迫神经，可出现持续性的隐隐酸胀疼痛；也可因天气变化引起体面血管收缩功能改变，诱发腰腿痛；劳累、饮酒、情绪急骤变化也可诱发。

症状：

腰腿疼痛不是孤立的一种病，而是一组综合征。腰部疼痛急性期剧烈，慢性期呈隐隐作痛，时轻时重。行走时腰部不能挺直，常需用双手扶腰，躺卧时不能伸直仰卧，常呈弯腰屈卧的姿势。腰肌紧张，压痛点广泛，腰部疼痛常放射到膝部。有时到足趾和小腿，伴有下肢跛行无力，日久可有一侧下肢肌萎缩，感觉减退、迟钝。

二、特殊疗法

疗法一：腰肌锻炼缓解腰疼

方法：对慢性劳损者增强以骶棘肌为主的腰肌锻炼至关重要，其不仅可通过增强肌力来代偿病变组织的功能，且可促使患者早日康复。腰肌锻炼的方式较多，以“飞燕点水”（或称“蜻蜓点水”）式为佳，每日3次，每次50下（开始时可较少）。

疗法二：指压法消除腰疼

方法：

（1）让受压者俯卧，首先以三指在第一到第五腰椎上触压诊断。轻压便有疼痛反应的骨头就是障碍部位，但是请勿直接在那块骨头上施压，应该压骨旁筋的部位。由于筋必定呈现僵硬状态，所以要以两拇指反复压那个部位。筋渐渐松缓以后，两拇指左右同时压骨头两侧。这样，筋和骨都能够得到调整。

（2）让受压者仰卧，从腹邪心窝部位以“9”字形对20点施加掌压，一次压3秒。特别僵硬的部位，反复进行掌压。通过指压使整个腹部由硬变软，腰痛就会缓和下来。

疗法三：家庭沐浴法

方法：将苍术120克、艾叶300克或松木刨花1000克装入纱布包内，放入浴池，然后将水温调至45℃～50℃。每次洗浴20～30分钟，每天1次，10天为一疗程。在洗浴中可不断添加热水，使水温一直保持在45℃～50℃。沐浴疗法可改善全身的血液循环，供给机体组织更多的养料和氧气，增强肌肉、关节的抵抗力，促进肌肉、肌腱功能的恢复。

三、食疗、偏方有功效

▲偏方一：外敷1方

原料：川乌30克，肉桂30克，干姜30克，白芷20克，南星20克，赤芍20

克，樟脑30克。

做法：将上述药均研为极细粉末，每次用30～50克，开水冲调如糊状，摊于纱布上，趁热敷贴于痛处，隔日一换。

功效：温散寒邪，行滞通阻，活血镇痛。

适应症：慢性腰腿痛（寒痹型、劳损型）。

▲偏方二：自制药酒疗法

原料：当归10克，熟地10克，白芍10克，牛膝10克，秦艽10克，茯苓10克，川芎5克，木瓜5克，肉桂5克，防风5克，独活5克，小麦3克，炙甘草3克，生姜1片。

做法：水煎后，兑黄酒适量服用。

食法：每日1剂。

功效：可活血通络，祛风散寒。

四、身体健康，预防是关键

腰腿疼痛不但发病时疼痛难忍，而且还严重影响着老年人的正常生活，因此，一定要重视它的预防。

预防措施：

（1）保持体重避免过胖。医学家用放射性同位素研究人的身体结构表明，身体的净重（除去脂肪的重量）是随老龄化而减少，而在现实生活中的中老年人是胖多瘦少。由于过度肥胖也是引起中老年人腰腿痛病的重要原因之一，所以，从防病防衰老的观点出发，也应限制饮食，保持体重避免过胖。

（2）正确的坐位姿势是预防腰腿疼痛的最佳方法，尤其是老年人，看电视或者做家务时，一定要注意姿势及方法。

（3）睡觉宜卧硬板床，床面不宜铺垫过厚，以免睡卧姿势不佳而加重腰椎劳损。需要弯腰从地面搬物时，应先屈膝下蹲，不宜直腿弯腰用力搬物，搬物倒水时不宜强烈扭腰转身，以免扭伤。

（4）戒烟。被动吸烟不但可诱发心肺疾病，也是多种恶性肿瘤的促发因素，对男女生育功能也有危害。最近，越来越多的资料表明，吸烟还是慢性腰痛的发病原因之一，而且影响治疗效果。

（5）坚持体育锻炼。不管是否有腰腿病症状，均可采用腰背肌功能锻炼法。即平卧位，挺胸挺腹挺腰，使腰悬空，由五点支撑逐步过渡到三点支撑，俯卧时两手两腿翘起，每日3次，每次15～30分钟，坚持不懈，既能增强腰腿部肌力，也能减轻缓解腰腿痛症状。配合其他体育锻炼更能事半功倍，既可防患于未然，又可缓解已有的疼痛症状。

（6）注意饮食平衡，摄入足量的营养。避免因营养问题引发腰腿疼痛。

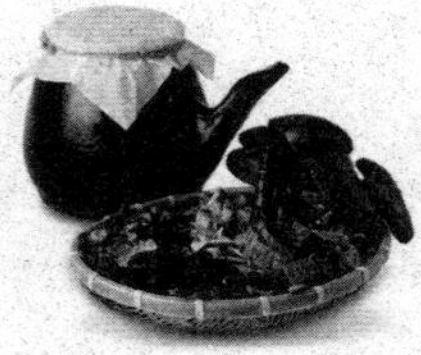

第七章

让意外不再致命

生活中的意外伤害无处不在，随时随地都能造成致命的伤害。当我们面对这种情况的时候，生命系于千钧一发，赢得急救时间也就意味着留住了生命。

由此可见，掌握更多的急救、自救的常识和方法，是让脆弱的生命坚强起来，重新获得美好生活的重要保障。

时间就是生命，争分夺秒抢救突发心脏病患者

一、了解病症由来

心脏骤停是人类最危险的急症。就其紧急程度和危险程度而言，世界上没有任何一种疾病能够与之相比。心脏骤停是猝死前奏，处理得当，则可逢凶化吉。

症状：

在正常室温下，心脏骤停3秒钟之后，人就会因脑缺氧感到头晕；10～20秒钟后，人就会意识丧失；30～45秒钟后，瞳孔就会散大；1分钟后呼吸停止，大小便失禁；4分钟后脑细胞就会出现不可逆转的损害。由于心脏骤停，患者立刻失去知觉，已处于临床死亡阶段。一般人的最佳黄金抢救时间为4～6分钟，如果在4分钟之内得不到抢救，患者随即进入生物学死亡阶段，生还希望就极为渺茫。因此对于心脏骤停的病人，不要“争分夺秒”地去医院，应就地抢救。

二、急救措施

一旦发现心搏骤停者，应尽快使病人就地平卧，迅速掏出咽部呕吐物，以免堵塞呼吸道或倒流入肺，引起窒息和吸入性肺炎。在患者心前区用拳叩击，拳击力中等，连续3～4次，心跳可能因此而恢复。如果拳击数次无效，应立即改为胸外心脏按压和人工呼吸：解开病人的衣领及腰带，使之平卧，抽出枕头，垫在肩下，使患者头部后仰，然后施行口对口人工呼吸。施行者一手将患者的口张开，另一手捏紧患者的鼻子，深吸一口气，向患者口中吹

气，吹毕再用两手按压患者胸部，协助呼气。人工呼吸常与胸外心脏按压同时进行，可每按压胸部5次吹气一次；如果急救者只有一人，同时兼做人工呼吸与胸外心脏按压，则每按压15次，较快地连续吹气2次。病人躺在地上或硬板床上，或垫木板于其背下，施术者将左手掌放在病人胸骨中下端1/3处，右手掌重叠于左手背上，两手十字形交叉，两臂伸直，借体重力量加压，每分钟有节奏地挤压60～80次，以可摸到动脉搏动为有效，注意不要用力过猛，以免肋骨骨折。

三、特殊疗法

疗法：用力咳嗽为心脏自救

案例：美国一位60岁的老人，结束了一天的紧张工作后开车回家，他很疲倦。突然，他感到胸口一阵剧痛，接着疼痛放射到了左臂及下颌。此时距离最近的医院仍有10公里之遥，他不知道自己能否坚持下去。

在美国，人们常常会被上述情景打动。有统计显示，在美国独居的老人中，每1000人中就有1人因心脏病发作时求助无门而丧命。因此，美国一些医院会教给心脏病监护房中的患者一种最简单的自救术——咳嗽。

咳嗽自救术是波兰医生彼得兰茨在维也纳召开的2003年欧洲心脏学会上介绍的一项新技术。研究人员发现，在心搏骤停突发时，患者的血液循环会突然停滞，而猛烈的咳嗽能够增加胸廓内部的压力，对暂时缺血的心脏起到间接按摩的作用，增加血流量，给大脑补充氧气，使患者暂时保持清醒，为等待专业救护赢得宝贵时间。

从一个人感到自己心跳不正常，到开始感到快要昏过去，大概只有十秒钟的时间。所以只要一感到心跳不正常，老人就要立刻开始咳嗽。每一次用力咳嗽前，都要先深吸一大口气，然后用力地、深深地、长长地咳一下，好像要把胸腔深处的痰咳出来一般。每隔1～2秒咳嗽1次，5次后可以稍停一下，直到救护车赶到，或者已经感到心跳恢复正常时才能休息。

鼻血不容忽视，及时止血还要寻根治

一、疾病误区

流鼻血对很多人来说已经成了平常的事，只要擦干净就好了，也不放在心上，这是一种很可怕的疾病误区。因为流鼻血虽是小事，却是很多可怕疾病的先兆。如果处理不及时，可能会导致可怕的后果。

有一位广东人，偶然有一次鼻涕中带血，便立奔医院五官科要求进行鼻咽镜检查。经查，果然发现为早期鼻咽癌。门诊医生颇为吃惊，问他怎么警惕性这样高？他说，我们广东、香港一带鼻咽癌多，我的叔叔就得过该病。知道血鼻涕是鼻咽癌的早期信号。所以当一出现该症状，他就紧追不舍，非查出个水落石出不可。后来，该病人由于发现得早，经放疗完全治愈。

二、了解病症由来

鼻出血为人体最常见的出血，以单侧、前鼻流血为多。鼻出血可出现于各种年龄、时间和季节，流鼻血虽是小病，但要及时治疗。我们可以根据不同的流鼻血症状对比自己的身体健康状况。

发病机理:

鼻出血亦称鼻衄，常由全身或局部病变或外伤引起，也可因气候变化、鼻炎、高血压或因月经期间代偿性出血引起；还可见于某些疾病或用指抠鼻不良习惯引起鼻出血。如鼻的外伤、炎症、挖鼻、鼻中隔弯曲、鼻咽癌、高血压、肝硬化、维生素K和C缺乏等。

症状：

少量血呈点滴状，大量时可堵住鼻孔，血常经咽入胃。反复出血大于500毫升时，可出现头痛、头晕、眼花、乏力、出汗。出血1500毫升以上则出现休克征象。患者恐惧，易引起血压升高，加大出血量。

一侧出血多由于局部原因引起。两侧出血多见于儿童、青年，由外伤、鼻炎、维生素缺乏引起。鼻后部出血多见于老年人、高血压动脉硬化者。

鼻中隔前下方出血为毛细血管破裂。下鼻道后方出血为静脉丛破裂。鼻中隔底部出血者可压上唇止血，放松又出。中鼻甲上方出血为蝶腭动脉破裂。

三、急救措施

（1）多数出血可自止或将鼻捏紧后自止。然而，临床中发现，流鼻血的时候，很多人习惯把头仰起，误以为血不外流就是不出血。还有的甚至认为血是宝贵的，应当咽下去再吸收。其实这是不正确的做法。

流鼻血时，正确的做法应当是：坐下来，全身放松，用手指压着流鼻血的鼻子中部5～10分钟（利用鼻翼压迫易出血区）。患者头部保持直立位。头低可引起头部充血，仰头可使血液流下咽部。口中的血液应尽量吐出，以免咽下刺激胃部引起呕吐。

（2）指压法。指压期间用冷水袋（或湿毛巾）敷前额及后颈，可促使血管收缩，减少出血。如果仍不能止鼻血，便要请医生检查和治疗，因为流鼻血的原因可能和高血压及其他疾病有关。

（3）出血甚者用纱布、脱脂棉或普通棉花在清水或1%麻黄碱液中浸湿，用镊子（禁用筷子）轻轻填入鼻腔，稍紧一些，以便压迫出血点。持续3～5小时可止血。

（4）家中有云南白药可撒在棉球上塞入鼻腔；或用酚磺乙胺0.25～0.75g肌肉注射，每日2次。

（5）用0.1%肾上腺素液棉片放于出血的鼻腔，1分钟后，将凝血块清除，以便寻找出血点。寻找出血点是为了更好地止血，临场不易办到，先用上述简易办法止血为家宜。

（6）如果出血不停止，应往出血的鼻孔里填纱条。将一小块干净的布卷起来并塞进出血的鼻孔，用拇指和小指捏住两个鼻孔。注意：应确保你自己能将塞进去的布取出，因此不要填塞过深。30~60分钟应将填塞鼻孔的布取出。取出前最好将布湿润。不要用力吹、挖或用力牵弯曲超过24小时。可以往鼻子里上一些油膏，以防鼻腔过干或更多的出血。

（7）如是高血压引起的鼻出血，可危及生命，须慎重处理。先让患者侧卧把头垫高，捏着鼻子用嘴呼吸，同时在鼻根部冷敷。止不住血时，可用棉花或纱布塞鼻，同时在鼻外加压，就会止住，然后迅速通知急救中心或去医院。

四、食疗、偏方有功效

不同情况的鼻出血，可采用不同方法的食疗来解决，相当有效。

1．食疗秘方

①肺热型

临床表现：鼻腔干燥出血，色红但量不多，身热、咳嗽痰少、口干，舌红，脉数。

食疗秘方：

A．豆腐石膏汤：生石膏60克，豆腐300克，水煮1小时，用盐少许调味，饮汤吃豆腐。

B．藕汁蜜糖露：鲜藕榨汁150毫升，鲜白茅根榨汁150毫升，蜂蜜35毫升，将上物调匀内服，每日1～2次。

C．紫菜白萝卜汤：紫菜30克，白萝卜（切片）500克，加水煎汤，少许食盐调味服用。每日1次。

（2）肝火上逆型

临床表现：鼻出血、头痛、目赤、口苦咽干、易怒，舌边红，苔薄黄，脉弦数。

1．食疗秘方

①藕节西瓜粥：鲜藕节榨汁250毫升，西瓜榨汁250毫升，粳米100克，煮

粥，熟时加适量白糖服用，每日1～2次。

②枝子菊花茅根粥：生枝子10克（打碎），菊花15克，鲜茅根50克，粳米60克。将生枝子、菊花、鲜茅根煎水取汁350毫升和粳米煮粥，熟时加适量食盐调味服食。每日1次。

③空心菜白萝卜蜂蜜露：空心菜120克，白萝卜500克，蜂蜜50克。将空心菜、白萝卜捣烂取汁，蜂蜜调匀，分2次服，每日1次。

2. 偏方

▲偏方一：按摩止鼻血4方

方法：

①按压头部。患者坐蹲均可，请人或自己用拇指、食指在头部前发际正中深入1～2寸处（此为止血穴），以滑动式或旋转式进行按压（按摩），止血效果明显。

②钩中指。流鼻血时，只要自己用两只手的中指互相一钩，即可在数十秒内止血。幼儿不会用双手中指互钩，大人可用自己两中指钩住幼儿的左右中指，同样可止血。

③捆手指。鼻子出血时，可立即用布条、细绳或橡皮筋把中指根捆住（不必太紧），便可止血。左鼻孔出血捆右手中指，右鼻孔出血捆左手中指，两鼻孔同时出血将两手中指都捆住。

④举手。经多次验证，举手止鼻血有奇效。方法是：左鼻孔出血举右手，右鼻孔出血举左手，两鼻孔出血举双手。举时要求身体直立，手与地面垂直，与身体平行成直线上举。

▲偏方二：蒜末敷脚板可止流鼻血

方法：如果左鼻孔流血，就用蒜末敷在右脚板上，反之亦然，可止鼻出血。

▲偏方三：韭菜治鼻出血2方

方（1）把韭菜放在碗里捣烂取汁，加上红糖后服下，可治流鼻血。

方（2）将韭菜茎和生绿豆搅细成泥，用冷开水冲匀，沉淀以后，饮上层清水，几次就可奏效。

▲偏方四：刺儿菜治流鼻血2方

方（1）将刺儿菜根洗净，用白布包好，挤汁服用，即可有效止鼻血。

方（2）把刺儿菜洗净，熬汤喝，或放进面汤里喝。经常服用，对鼻出血有显著疗效。

▲偏方五：饮服莲叶水可治鼻血

莲叶具有消炎作用。将莲叶晒干后，加水煮成莲叶水喝，对常流鼻血、有鼻病的人来说，是最好的饮品。

▲偏方六：刺合谷穴有效止鼻血

鼻出血时用针灸扎合谷穴（拇指和食指中间，拇指食指并拢后肌肉最高处），进针0.3～0.5寸，提拉2～3次当即出针。几分钟即可止血，效果明显。

▲偏方七：蒲公英叶红糖茶治流鼻血

鲜蒲公英叶茎两株，用砂锅煎至一茶杯，放入红糖适量，服3次便能见效。

▲偏方八：妙用“五汁”治鼻出血

取莲藕、鸭梨、荸荠、鲜生地、鲜甘蔗各500克，放在一起榨汁，每次饮10毫升，每日服用3次，可治鼻出血。

五、身体健康，预防是关键

为了预防急性流鼻血症状经常突发，在预防方面多下工夫是很有必要的。

预防措施：

（1）增加空气湿度。当你呼吸时，你的鼻子需确保抵达肺部的空气够湿润。因此，当环境干燥时，你的鼻子得更努力工作。建议使用加湿机来补充空气湿度，加湿机中最好加入蒸馏水，以免自来水不纯（有水碱等杂质）。

（2）小心服用阿司匹林。阿司匹林会干扰血液凝结。假使你容易流鼻血，提醒你，非必要时，尽量少用阿司匹林。另外，建议患者避免吃含丰富水杨酸的食物，这是一种类似阿司匹林的物质，见于咖啡、茶、某些蔬菜及大多数的水果。这些食物包括杏仁果、苹果、杏果、蓝莓（黑莓、小红莓等）、薄荷、樱桃、葡萄（干）、桃、梅、番茄及黄瓜。

（3）控制血压。高血压的人有流鼻血的倾向。应摄入低脂、低胆固醇的食物。

（4）慎选口服避孕药。女性荷尔蒙影响黏液的分泌。任何影响体内女性荷尔蒙的因子（包括月经周期）皆可能使你更容易流鼻血。某些口服避孕药也会改变女性荷尔蒙的平衡。假使你有流鼻血病史，则在选用避孕药时，应向医师提出咨询。

（5）戒烟。抽烟使鼻腔黏膜干燥，易引发流鼻血。

（6）补充营养素。

①补充铁质。你若容易流鼻血，不妨考虑补充铁质，以帮助体内造血。铁是红细胞中的主要物质——血红素的重要组成。

②补充维生素C。胶原蛋白是维持身体组织健康所必需的，而维生素C是形成胶原蛋白所必需的物质。上呼吸道组织里的胶原蛋白帮助黏液附着于适当的场所，使你的鼻窦及鼻腔内产生一个湿润的保护膜。

③补充维生素K。维生素K是正常凝血作用所必需的。其来源有苜蓿、海带及所有深绿色叶菜类。

别让“中暑”要了命

一、了解病症由来

中暑是在炎热的夏季经常发生的症状，尤其是近几年，温室效应加重，夏季桑拿天气潮湿闷热，更容易导致中暑的发生。

症状：

（1）高温环境下，出现头痛、头晕、口渴、多汗、四肢无力发酸、注意力不集中、动作不协调等症状。

（2）体温正常或略有升高。体温往往在38度以上。

（3）如及时转移到阴凉通风处，补充水和盐分，短时间内即可恢复。

（4）除头晕、口渴外，往往有面色潮红、大量出汗、皮肤灼热等表现，或出现四肢湿冷、面色苍白、血压下降、脉搏增快等表现。

二、急救措施

当救助者发现有人中暑倒下时，要根据病人不同的症状采取不同的急救措施。

（1）暴晒或闷热中暑急救

在强烈的阳光下或闷热的环境中停留时间过长，表现为面色潮红、皮肤发热的病人：

①要根据现有条件给予降温处理。迅速将病人抬到阴凉通风的环境下躺下，头稍垫高、脱去病人的衣裤，用纸扇或电扇扇风；同时用冷水擦身或喷淋，以加快病人体内热量的散发。有条件的可用酒精擦身散热，也可将冰块

装在塑料袋内，放在病人的额头、颈部、腋下和大腿根部。若无电扇、冰块等降温条件，也可将病人直接浸泡在河水或海水之中降温，救助者始终保持病人头部露出水面，以防病人溺水。

②降温处理时间不宜过长，只要病人体温下降并清醒过来即可。

③为避免皮肤很快冷却引起皮下血管收缩，妨碍体内热量散发，救助者还应不时按摩病人的四肢及躯干，直至皮肤发红，以促使血液循环将体内热量带到体表散出。

④神志清醒者，可喂以清凉饮料、糖盐水及人丹、十滴水或藿香正气水等清热解暑药。若病人昏迷不醒，则可针刺或用手指甲掐病人的人中穴（位于鼻唇之间中上1/3交界处）、内关穴（位于手腕内侧上方约5厘米处）以及合谷穴，即虎口等，促使病人苏醒。

⑤出现呕吐者，应将其头部偏向一侧，以免呕吐物呛入气管引起窒息。对于高烧不退或出现痉挛等症状的病人，在积极进行上述处理的同时，应将其尽快送往医院抢救。

（2）劳累过度中暑急救

如果是在潮湿闷热的环境中大量活动过度疲劳，表现为面色苍白、皮肤湿冷、心慌、呼吸困难的病人：

①应尽快将病人抬到凉爽通风的地方躺下，松解衣领、腰带，保持呼吸通畅。用冷手巾湿敷前额及颈部即可，不要给予其他任何降温处理，以免使症状恶化。

②对于昏迷不醒的病人，则可针刺或用手指甲掐病人的人中穴、内关穴及合谷穴等，促使病人苏醒，然后给予足量的清凉饮料、糖盐水，以补充出汗造成的体液损失。

③经解救清醒后的病人，必须在凉爽通风处充分安静休息，并饮用大量糖盐水以补充体液损失。因为此时体内的抗中暑机能处于疲劳状态，若再重回炎热的环境或参加体力活动，则后果将比上次中暑更加严重。

（3）产妇产后中暑急救

正常人体在下丘脑体温调节中枢的控制下产热和散热，体温处于动态平衡，维持在37℃左右。产褥期产妇一般体质较为虚弱，中枢体温调节功能发生障碍，在高温、高湿、通风不良的情况下，往往容易导致产后中暑。

①一般产妇感觉口渴、多汗、恶心、头晕、心慌、胸闷等不适时，就应考虑为中暑的先兆。

②产妇高温的适应能力较低，所以产妇的居室一定要打开窗户，使空气流通，保持适当的温度。但不要让产妇直接吹风，被褥不宜过厚，可以用凉席，穿薄一些的夏季衣裤，多饮水等。

③产后其皮肤排泄功能较为旺盛，出汗较多，可以经常用温水擦浴，勤换衣服，可避免产后中暑。

三、身体健康，预防是关键

从中暑的病理不难得知，绝大多数中暑都是可以预防的。

预防措施：

（1）应做好预防性体检工作。体质虚弱或慢性病患者，由于对高温的适应能力较差，尤易发生中暑。因此，在每年高温季节到来之前，要对高温作业的工人进行检查，凡患有心血管病、持续性高血压、活动性肺结核、肺气肿、支气管哮喘、溃疡病等疾病的人，应尽量脱离高温环境工作。

（2）出行躲避烈日。夏日要出门记住备好防晒用具，最好不要在10点至16点这一时间段在烈日下行走，因为这个时间段的阳光最强烈，发生中暑的可能性是平时的10倍！如果此时必须外出，一定要做好防护工作，如打遮阳伞、戴遮阳帽、戴太阳镜，有条件的最好涂抹防晒霜，准备充足的水和饮料。此外，在炎热的夏季，防暑降温药品，如十滴水、仁丹、风油精等一定要备在身边，以防应急之用。外出时的衣服尽量选用棉、麻、丝类的织物，应少穿化纤品类服装，以免大量出汗时不能及时散热，引起中暑。（老年人、孕妇、有慢性疾病的人，特别是有心血管疾病的人，在高温季节要尽可能地减少外出活动。）

（3）及时补充水分。不要等口渴了才喝水，因为口渴已表示身体已经缺水了。最理想的是根据气温的高低，每天喝1.5～2升水。出汗较多时可适当补充一些盐水，弥补人体因出汗而失去的盐分。另外，夏季人体容易缺钾，使人感到倦怠疲乏，含钾茶水是极好的消暑饮品。夏天的时令蔬菜，如生菜、黄瓜、西红柿等含水量较高；新鲜水果，如桃子、杏、西瓜、甜瓜等水分含量为80～90%，都可以用来补充水分。另外，乳制品即能补水，又能满足身体的营养之需。

（4）保持充足睡眠。夏天日长夜短，气温高，人体新陈代谢旺盛，消耗也大，容易感到疲劳。充足的睡眠可使大脑和身体各系统都能得到放松，既利于工作和学习，也是预防中暑的措施。最佳就寝时间是22时至23时，最佳起床时间是5时30分至6时30分。睡眠时注意不要躺在空调的出风口和电风扇下，以免患上空调病和热伤风。

及时治疗急性腰扭伤，避免遗留后遗症

一、了解病症由来

急性腰扭伤通常发生比较突然，且不易好转。因此，当我们不小心导致了急性腰扭伤，最好按照以下要点去治疗，可以减轻我们的痛苦，加速症状的好转。

症状：

急性腰扭伤常常伴随着腰背盘膜、髂腰韧带、骶髂关节及骶棘肌等撕裂而带来剧痛，严重的上述组织周围有出血、水肿渗出等现象。有的当时疼痛难忍，有的次晨才开始疼痛，翻身困难，步态缓慢，腰活动受限，局部压痛，腰部肌肉紧缩、痉挛，有明显压痛点，多在第四、五腰椎横突与髂骨之间，或腰骶部中线等处。如不及时治疗，深部形成纤维化，最后形成瘢痕、粘连，致使血液循环受到障碍，局部肌肉组织发生退行性病变，由急性腰扭伤转变成难以治愈的慢性腰痛。腰部急性损伤包括肌肉、韧带损伤及关节扭伤等，90%发生于腰骶部和骶髂关节。腰骶部为人体躯干连接下肢的桥梁，负重大，活动多，在运动中遭受外伤的机会也多，常见的损伤有腰肌拉伤、棘间韧带捩伤、小关节扭伤、小关节滑膜嵌顿或者轻度绞锁、骶髂关节扭伤。

二、治疗期间注意事项

（1）休息。静卧硬板床，腰两侧用枕头（或沙袋）挤挡，使其少动安静。双手自抱双膝，可以减轻疼痛。

（2）封闭。有明显压痛点时用2%普鲁卡因溶液5～10毫升，加醋酸泼尼松25毫升，痛点注射。一针即可止痛。

三、特殊疗法

疗法一：推拿疗法

推拿疗法治疗运动训练中急性腰扭伤是以强刺激按摩为主，辅以刺激经络。因腰痛与督脉和足太阳膀胱经有关，而督脉和足太阳膀胱经均行于背部。推拿疗法能调整机体阴阳平衡，疏通经络，调和气血，活血散瘀，解除痉挛，消肿镇痛，理筋正骨，达利关节，分离粘连，促进血液循环和新陈代谢，有利于伤病组织的修复，使机体尽快恢复正常的解剖结构和生理功能。

方法：

（1）揉法。以右手掌根紧贴在腰部压痛处做旋转按摩约5分钟，由轻渐重，使力量达深部软组织。

（2）点按。在按摩的基础上，用拇指指腹按压腰部痛点，由轻渐重，使力量直达深部组织，按压时需有间歇性放松，使局部恢复血循环，以免加重损伤，即所谓的“压痛点强刺激法”。

（3）提拿腰部诸肌。用双手拇指和其余四指腹对合用力，提拿方向与肌腹垂直。从腰起至腰骶部臀大肌，由上而下、先轻后重、先健侧后患侧地进行。重点要放在腰椎棘突两侧骶棘肌和压痛最明显处。反复提拿约3分钟。

（4）推揉舒筋法。以掌根或小鱼际肌着力，在腰部病变部位作半环揉压，从上至下，先健侧后患侧，边揉边移动，使腰部皮肤感到微热为宜（约2分钟）；然后施术者立于患者右侧，以右手掌根部和小鱼际肌处紧贴病员腰部皮肤，掌根用力，沿脊柱作鱼摆尾式推揉，由下而上，先健侧后患侧，重点放在患侧，反复推揉8～12次。

（5）斜搬腰法。患者侧卧，两手交叉于胸前，上侧肢体伸直，下侧肢体髋、膝屈曲，施术者站于病员背后，一手握住患者手腕部，另一手拇、食二指紧紧抓住患者裤腰带，用掌根和小鱼际肌紧紧按住患者臀部，双手配合先轻轻晃动几下，使患者有思想准备，然后一手用力将患者肩部向后固定，另一手将臀部推向前方，此时可听到发自腰部的“咯嗒”响声，这是手法成功的重要标志。

（6）震抖。患者原体位不变，双手抓握床头，全身肌肉放松。施术者站于患者足后，双手握住患者双踝，用力牵拉震抖，将患者身体抖起呈波浪形，连续做3～5次。

疗法二：背运疗法

方法：让“闪腰”者与家人靠背站立，双方将肘弯曲相互套住，然后家人低头弯腰，把患者背起并轻轻左右摇晃，同时让患者双足向上踢，约3～5分钟放下，休息几分钟再做。一般背几次之后，腰痛会逐步好转，以后每天背几次，直至痊愈。

疗法三：热敷疗法

方法：用炒热的盐或沙子包在布袋里，热敷扭伤处，每次半小时，早晚各一次。注意不要烫伤皮肤。

注意：热敷疗法仅适用于康复期，突发期禁用。

疗法四：药物外敷法

方法：取新鲜生姜，将内层挖空，把研细的雄黄放入生姜并盖紧，放瓦上焙干，把生姜焙成老黄色，放冷，研细末，撒在伤湿膏上，贴患处，痛止去药。

四、身体健康，预防是关键

急性腰扭伤，尤其是老年人不幸扭伤是非常难治疗而且万分痛苦的。因此，一定要做好预防工作，避免不必要的损伤。

预防措施：

（1）中老年人应加强营养，尤其是蛋白质、钙质和维生素D的摄食吸收，延缓骨质疏松、骨质增生等老年退化性改变的速度。

（2）积极锻炼身体，如打太极拳、慢跑步、做体操，注意腰背肌的锻炼。

（3）睡觉时宜选用硬板床或新绷紧的棕床，以维持脊柱的生理性弯曲，防止肌肉韧带不平衡发生劳损。

（4）搬运重物时注意采取适当的姿势：从地上拎重物时，应屈膝下蹲，避免弯腰；拿重物时，物体尽量靠近身体，贴近腰腹部，两腿轻微下蹲；向高处放东西时，够不着不宜勉强，垫高双脚再放。

（5）注意劳逸结合，合理安排工作和生活，尽量避免长时间不改变体位。

对付急性外出血，及时止血是关键

一、了解病症由来

急性出血是外伤后早期致死的主要原因，出现急性外出血首要的是采取紧急止血措施，防止因大出血引起休克甚至死亡。因而判断出血的性质对抢救具有一定的指导意义。

按损伤的血管性质分类，可分为动脉出血、静脉出血和毛细血管出血。动脉出血血色鲜红，血液由伤口向体外喷射，危险性大。静脉出血血色暗红，血液不停地流出。毛细血管出血血色鲜红，血液从整个创面渗出，危险性小。

症状：

外出血由皮肤损伤向体外流出血液，能够看见出血情况。内出血是深部组织和内脏损伤，血液由破裂的血管流入组织或脏器、体腔内，从体表看不见血。

外伤出血时，当失血量达到总血量的20%以上时，会出现明显的休克症状：脸色苍白，口唇青紫，出冷汗，四肢发凉，烦躁不安或表情淡漠，反应迟钝，呼吸急促，心慌气短，脉搏细弱或摸不到，血压下降或测不到。当失血量达到总血量的40%时，就有生命危险。

二、急救措施

（1）指压止血（压迫止血）

用手指在伤口上方（近心端）的动脉压迫点上用力将动脉血管压在骨骼

上，中断血液流通，达到止血目的。指压止血是较迅速有效的一种临时止血方法，止住出血后，需立即换用其他止血方法。

①颞动脉止血

用拇指或食指在耳屏前稍上方正对下颌关节处用力压。用于头顶及颞部的出血。

②颌外动脉止血

用拇指或食指在下颌角前约半寸处，将颌外动脉压在下颌骨上。用于腮部及颜面部的出血。

③颈总动脉止血

把拇指或其余四指放在气管外侧（平甲状软肌）与胸锁乳突肌前缘之间的沟内可触到颈总动脉，将伤侧颈总动脉向颈后压迫止血。用于头、颈部大出血。此法非紧急时不能用，禁止同时压迫两侧颈总动脉，防止脑缺血而昏迷死亡。

④锁骨下动脉止血

拇指在锁骨上凹摸到动脉搏动处，其余四指放在伤者颈后，用拇指向凹处下压，将动脉血管压向深处的第一肋骨上止血。用于腋窝、肩部及上肢的出血。

⑤尺、桡动脉止血

将伤者手臂抬高，用双手拇指分别压迫于手腕横纹上方内、外侧搏动点（尺桡动脉）止血。用于手部出血。

⑥肱动脉止血

将上肢外展外旋，曲肘抬高上肢，用拇指或四指在上臂肱二头肌内侧沟处施以压力，将肱动脉压于肱骨上即可止血。用于手、前臂及上臂下部的出血。

⑦股动脉止血

在腹股沟中点稍下方，大腿根处可触摸到一个强大的搏动点（股动脉），用两手的拇指重叠施以重力压迫止血。用于大腿、小腿、脚部的动脉出血。

⑧足背动脉和胫后动脉止血

用两手食指或拇指分别压迫足背中间近脚腕处（足背动脉）和足跟内侧与内踝之间（胫后动脉）止血。用于足部出血。

⑨指动脉止血

将伤指抬高，可自行用健侧的拇指、食指分别压迫伤指指根的两侧。适用于手指出血的自救。

（2）加压包扎止血

先用消毒纱布垫覆盖伤口后，再用棉花团、纱布卷或毛巾、帽子等折成垫子，放在伤口敷料上面，然后用三角巾或绷带紧紧包扎，松紧度以止住血为宜。伤口有碎骨存在时，禁用此法。用于小动脉、静脉及毛细血管向血。

（3）加垫屈肢止血

①前臂或小腿出血，可在肘窝放纱布垫、棉花团、毛巾或衣服等物，屈曲关节，用三角巾或绷带将屈曲的肢体紧紧缠绑起来。

②上臂出血，在腋窝加垫，使前臂屈曲于胸前，用三角巾或绷带把上臂紧紧固定在胸前。

③大腿出血，在大腿根部加垫，屈曲髋关节和膝关节，用三角巾或长带子将腿紧紧固定在躯干上。

注意事项：骨折和怀疑骨折或关节损伤的肢体不能用加垫屈肢止血，以免引起骨折端错位和剧痛。使用时要经常注意肢体远端的血液循环，如血液循环完全被阻断，要每隔一小时左右慢慢松开一次，观察3～5分钟，防止肢体坏死。

（4）止血带止血

用于四肢较大动脉的出血。用其他方法不能止血或伤肢损伤无法再复原时，才可用止血带。因止血带易造成肢体残疾，故使用时要特别小心。止血带有橡皮制的和布制的两种，如果没有止血带时亦可用宽绷带、三角巾或其他布条等代替以备急需。

①橡皮止血带止血

先在缠止血带的部位（伤口的上部）用纱布、毛巾或伤者的衣服垫好，然后以左手拇、食、中指拿止血带头端，另一手拉紧止血带绕肢体缠两圈，并将止血带末端放入左手食指、中指之间拉回固定。

②就便原料绞紧止血

在没有止血带的情况下，可用手边现成的原料，如三角巾、绷带、手绢、布条等，折叠成条带状缠绕在伤口的上方（近心端），缠绕部位用衬垫垫好，用力勒紧然后打结。

在结内或结下穿一短棒，旋转此棒使带绞紧，至不流血为止，将棒固定在肢体上。

③用止血带止血注意事项

止血带止血法是大血管损伤时救命的重要手段，但用得不当，也可出现严重的并发症，如肢体缺血坏死、急性肾衰竭等。因此，必须注意以下几点：

止血带不能直接缠在皮肤上，必须用三角巾、毛巾、衣服等做成平整的垫子垫上；`

上臂避免绑扎在中1/3处，因此处易伤及神经而引起肢体麻痹。上肢应扎在上1/3处，下肢应扎在大腿中部；

为防止远端肢体缺血坏死，在一般情况下，止血带一次止血的时间不超过2～3小时，每隔40～50分钟松解一次，以暂时恢复血液循环，松开止血带之前应用手指压迫止血，将止血带松开1～3分钟之后再另一稍高位置绑扎。松解时，仍有大出血者，则不要再在运送途中松放止血带，以免加重休克；

如肢体伤重已不能保留，应在伤口上方（近心端）绑止血带，不必放松，直到手术截肢；

扎好止血带后，在伤者明显部位加上标记，注明绑扎止血带的时间，尽快送医院处理。严禁用电线、铁丝、绳索代替止血带。

（5）填塞止血

用急救包、棉垫或消毒的纱布填塞在伤口内，再用加压包扎法包扎。用于大腿根、腋窝、肩部、口、鼻、宫腔等部位的出血。

三、食疗、偏方有功效

对于急性外出血而言，根本没有什么食疗秘方，不过一些止血偏方倒是能派上用场。

▲偏方一：茶叶糊可止血

方法：不小心碰伤流血时，只要捏一小撮茉莉花茶放进口里嚼成糊状，贴在伤口处（不要松手），片刻即可将血止住。

▲偏方二：大蒜内膜“创可贴”

方法：如果不慎划伤或擦伤，出现小伤口时，又一时找不到药物，可用大蒜瓣的内衣，即蒜皮最内层的薄膜，贴在伤口上，可防止感染而愈。小溃疡经消毒后也可使用，但需每天换一次，直至愈合。

▲偏方三：艾草及荠草止血

方法：用于止血的草称之为止血草，或许诸位不知道止血草究竟是什么，但相信大家都曾听过艾草及荠草，这两种即是有名的止血草。只要您把艾草或荠草的叶子搓揉，置于伤口上，立刻能发挥止血的功效。

▲偏方四：番石榴能止泻、止血、止痒

方法：番石榴果实为浆果，形如洋梨。未熟为绿色，成熟后呈淡黄、粉红、胭脂红色。肉层厚，色泽艳丽，风味奇特，夏秋采摘。它含丰富的维生素C、糖类和谷氨酸，是深受人们喜爱的果品，常被用来治疗泄泻、久痢、湿疹、创伤出血等。

▲偏方五：菱角捣烂煎服可止血

方法：菱角味甘性凉，主要有清热解暑、健脾止泻的功效，它是治疗脾虚泄泻、痔疮出血等症的一味良药。取鲜果90克，捣烂后以水煎服，即可有效止血。

▲偏方六：桂圆核粉末能止血

方法：将干桂圆取肉后把核焙干，碾成粉末，用玻璃瓶盛好。皮肤流血不止时，取出少许桂圆核粉末涂抹出血处，可立即止血。

▲偏方七：柳絮毛外敷可止血镇痛

方法：每年柳絮飘飞之时，捡一些干净的储存起来备用。受伤时敷上柳絮毛，即可止血、镇痛，且伤口愈合快。

▲偏方八：鲫鱼捣烂外敷能治疗刀伤

方法：将一条活鲫鱼洗净捣烂，放入少许冰片和五味子末，搅拌均匀后贴敷在伤口上即可。

▲偏方九：甘草粉泡香油治伤口溃疡

方法：取大甘草150克，刮去皮切细晒干，研成细粉末，装入瓷缸或玻璃缸，用250克纯净香油浸泡3昼夜即可使用。受伤后用该浸泡液涂抹患处即可。

▲偏方十：牙膏涂抹患处可止血

方法：在皮肤擦伤的部位抹上一些牙膏，有止血、止痛的效果。

▲偏方十一：橡皮膏黏合伤口

方法：皮肤被利器割伤时，只要伤口整齐、远离关节、伤口长度在0.5～2.0厘米之间、深度小于1.0厘米，且创伤时间不到10小时，而身边又无“创可贴”时，可以用经过加工的橡皮膏黏合伤口。即在橡皮膏的中间部位垫上一点药棉，再将橡皮膏贴在用碘酒消毒过的伤口上。否则，时间稍长，可引起患处皮肤溃烂。

别因气管和消化道进异物，丢了宝宝的命

一、了解病症由来

据有关报道，一名11个月大的男婴，因为咳嗽气促长达45天入院治疗，反复内科治疗无效，患儿多次出现窒息，最后一次因抢救失败而死亡。后来在解剖中才发现，在患儿主气道内有一异物（花生米）。

而另一位两岁男孩，在医院门诊静脉注射时边注射边吃果冻，突然发生窒息，当时面色青紫，四肢挣扎，值班护士立即头朝下抱起孩子，压腹，拍背数秒钟后，一大块果冻从孩子嘴里喷了出来，孩子得救了。

症状：

气管异物多发生于儿童，成年人中也偶有病例。由于不小心或着急，不慎将花生米、瓜子、枣核、图钉、别针、纽扣、硬币等吸入气管，致使气管受到刺激，突然出现剧烈呛咳、啸鸣。异物堵塞气管时，可有憋气、声嘶、面色苍白或青紫，呼吸困难，甚至窒息。

二、急救措施

（1）排除气管异物方法之一：救护者站在患者身侧后，双臂转绕患者腰腹部，一手握拳，用拇指侧顶在心口与肚脐连线的中点，另一手重叠在握拳的手上，向上向内猛烈挤压上腹部，挤压要快而有力，压后放松，反复操作，以驱除异物为止，但应注意不要按压中线两侧。

（2）立位急救时，救护者站在患者侧后，一手臂至于患者胸部，围扶患者，另一手掌根在肩胛间区脊柱上给予连续、急促而有力的四次拍击，以利

异物排出。对卧位患者，让患者屈膝蜷身，面向救护者，而救护者用膝和大腿抵住患者胸部，用掌根在肩胛间区脊柱上连续有力四次拍击，使异物排出。

（3）儿童急救法

误吞异物通常见于2～3岁的儿童，因其已会走动，更爱将手中抓着的东西，诸如棋子、硬币、小钉子、纽扣、回形针、玩具的小零件等放入口内，一不小心就会吞入胃中。

①当家长发现小孩将异物吞下以后，只要当时未发生呛咳、呼吸困难、口唇青紫等窒息缺氧症状，就不必过分紧张，也无需想方设法使误吞的异物再吐出来，因为催吐有时反而会使异物误吸入气管而发生窒息，尤其儿童更易发生。误吞异物用导泻药使之从肠道迅速排出的方法也是错误的，因为诸如钉子、回形针等带尖、带钩的异物，遇到肠管因药物作用快速蠕动时，很可能钩到肠壁上，甚至引起肠壁穿孔。多数异物在胃肠道里停留的时间不过两三天，也有不少经三四周后才排出的。每次患儿排便时，家长都应仔细检查，直至确认异物已排出为止。在此期间，患儿一旦出现呕血、腹痛、发烧或排黑色稀便，说明有严重的消化道损伤发生，必须去医院急诊治疗。

②当小孩吞下异物以后，发生呛咳、呼吸困难、口唇青紫等窒息缺氧症状，应及时采取急救方法。

A.拍背法。让小儿趴在救护者膝盖上，头朝下，托其胸，拍其背部4下，使小儿咯出异物。也可将患儿倒提于高处拉背。

B.催吐法。用手指伸进口腔，刺激舌根催吐，适用于较靠近喉部的气管异物。

C.迫挤胃部法。救护者抱住患儿腰部，用双手食指、中指、无名指顶压其上腹部，用力向后上方挤压，压后放松，重复而有节奏进行，以形成冲击气流，把异物冲出。

上述方法未奏效时，应分秒必争尽快送医院耳鼻喉科，在喉镜或气管镜下取出异物，切不可拖延。患者呼吸停止时可进行口对口人工呼吸。

③如果在给小儿测体温时，不慎咬断口表将水银吞入，家长不要慌忙给小孩喂牛奶、豆浆、鸡蛋清，以期使水银与这些食物中的蛋白结合，防止

水银被吸收而中毒。而应立刻让小孩用清水漱口，清除口内的碎玻璃，只要没有大块碎玻璃被吞下就不会有任何危险。因为水银是一种重金属，化学性质很不活泼，所以根本不会与蛋清、牛奶中的蛋白结合，更不会在胃肠道内被吸收而中毒。只有离子状态的水银可以在肠道内被吸收，误食后可引起中毒。通常情况下，误咽口表内的水银后，少则几小时，多则十几小时，即可从粪便中安然排出。当然，水银在常温下即可蒸发成气态汞，被吸入呼吸道后可引起中毒。所以，对于散落在地的水银要及时清除，以防吸入中毒。

三、身体健康，预防是关键

很显然，儿童器官及消化道进入异物是非常危险的事情，这大多是由家长们的马虎大意造成的，只要在照管孩子的时候小心谨慎些就不会出现类似情况了。

预防措施:

（1）尽量给儿童多吃流化食品，避免给儿童吃一些膨化食品，更不能让一些尚不懂事的儿童自行吃膨化食品。

（2）给儿童购买玩具的时候，尽量买那些稍大一些、不能拆卸的、不能有小零件的玩具，以免造成零件脱落，致使儿童误食。

刺伤、咬伤也分千万种，及时治愈保性命

一、了解病症由来

日常生活中，我们经常会在不经意间遇到一些毒虫、犬猫一旦被它们刺伤、咬伤，常常会伴有强烈的剧痛。如果不及时处理，就会有生命危险。

症状：

（1）水母触须引起的刺痛是很剧烈的，但通常是短暂的。

（2）海葵刺非常细小，几乎看不见，刺伤后也许会很疼，但过会儿会消失。如果几小时后，疼痛或肿胀仍持续存在，则须去医院诊治。

（3）毒蛇咬伤。蛇毒进入人体后可在几分钟或数十分钟内就会出现严重的中毒症状。咬伤处迅即发肿，皮肤发红，甚至发紫坏死。有时流出稀薄血水，局部有烧灼样剧痛。

（4）狂犬病俗称疯狗病，可通过患病的狗、狼、猫、猪、狐等动物的咬伤、抓伤，甚至舔黏膜或皮肤的伤口将唾液中的狂犬病毒传染给人。人被感染病毒后，短则4天，长则数年，通常1～3个月后发病。

二、急救措施

（1）水母蜇伤

①如果看见伤处有触须，用镊子或干净指甲将其轻轻拔出。用水清洗伤处后，倒上醋或酒。这样有助于对抗螫伤引起的刺激性化学反应，使伤者保持安静。

②用冰袋、冷水或类似物冷敷伤处。如果伤者出现严重反应症状（过敏

性休克），须寻求医疗急救。如果疼痛在1～2小时内不缓解，要咨询医生。

（2）海葵刺伤

①如果能看见嵌在皮肤里的刺，将其拔出，使伤者保持安静。若不能拔出，则要尽快请医生处理。否则，刺会越来越深进入肌肉内。

②用热水冲洗伤处。使用热水瓶或将伤处浸入热水中30分钟，这样有助于驱出毒素。监测伤者，防止过敏性休克。

（3）蜜蜂刺伤

①如果能看见小的黑刺，用镊子夹住其尖端将其拔出。不要搔抓肿疱，否则疱内的毒液会更多深入皮肤。在伤处压一冷垫，或搽抹抗组胺乳膏或合适的乳剂。

②严重过敏反应可能引起恶心、气短、广泛肿胀，甚至虚脱。寻求医疗急救，谨防休克，必要时进行复苏术。

（4）被狗咬伤后的紧急处理

包括对伤口的局部处理及狂犬病疫苗的注射。

（1）伤口的局部处理尽可能在几分钟内立即进行，用20%肥皂水反复冲洗或用肥皂反复涂洗伤口，越彻底越好；然后用大量清水将伤口冲洗干净，使其不存留肥皂液；最后用烧酒或70%的酒精、2.5～5%的碘酊、碘酒消毒。伤口一般不宜包扎和缝合。

（2）经局部处理后，迅速将被咬者急送传染病医院或防疫站作进一步处理，并全程注射狂犬病疫苗。对于头面部、颈、手指或三处以上多部位的严重咬伤者或深度咬伤者，最好在咬伤当日先注射抗狂犬病血清，或抗狂犬免疫球蛋白后再全程注射疫苗。疫苗注射期间应注意忌酒、浓茶、咖啡等刺激性饮食，并避免过度劳累及感冒。若有特殊不良反应，应及时去医院复诊。

三、食疗、偏方有功效

一般来说，大多数的刺伤、咬伤尽管不是致命的，却会带来很大的痛苦。当然，也有一些是非常致命的，因此在没有药品的情况下，偏方往往能够起到减轻疼痛、化险为夷的奇效。

▲偏方一：甘薯或牵牛花叶子可治蜜蜂蜇

方法：被蜜蜂刺蜇时，首先应检查是否有毒针残留体内。如果有的话，应予以拔除，然后以口吸出其毒，再敷上用甘薯或牵牛花叶搓揉出的汁液。

因蜜蜂的毒汁呈酸性，所以必须用甘薯或牵牛花叶的汁液加以中和，使毒性不致活跃于体内。如果您是在家中被叮蜇，可利用家中一些药物，如阿摩尼亚水、硫性软膏等都很合适。当剧烈疼痛时，还可先用湿布敷于伤口（尽可能使用硼酸），再前往就医。

▲偏方二：白酒治蜂蜇后肿痛

方法：如果不慎被蜂蜇伤，可立即把酒擦于被蜇处，不大一会儿，疼痛便可消除，红肿也即刻消失。

▲偏方三：蛇莓可治蚊虫咬伤或烫伤

方法：蛇莓为红色的果实，一般人都认为这种植物有剧毒，事实上，这种植物只是因为无味而不适合食用，果实并不含任何毒性。取五六十粒蛇莓，清洗干净后放入瓶内，并灌入蒸馏酒1升，以脱脂棉或纱布浸入其上层澄清部分的液体中，敷于毒虫叮咬或烫伤部位，并以湿布盖上，即能痊愈。

▲偏方四：肥皂氨水治蚊虫叮咬瘙痒

方法：被蚊子、臭虫等叮咬后，可涂一点肥皂和氨水止痒。因为蚊虫的唾液里含有甲酸，可使皮肤发痒、红肿起块。甲酸属酸性，肥皂水和氨水是碱性，酸性物质遇上碱性物质会发生中和反应，变成近于中性的盐类。因此，就不会感到瘙痒了。

▲偏方五：蚊虫叮咬后止痒偏方

方法：

（1）用切成片的大蒜在被蚊虫叮咬处反复涂擦，有明显的止痛去痒消炎作用，皮肤过敏者应慎用。

（2）阿昔洛韦眼药水是抗病毒药。蚊子叮咬后，也可用阿昔洛韦眼药水1～2滴，涂抹被叮咬处，即可止痒。

（3）可用清水冲洗被咬处，然后用一个湿手指头蘸一点洗衣粉涂于被咬处，可立即止痒消肿。

（4）大米粥膜治蚊虫叮咬。用适量大米，加食用碱煮成米粥，待其晾凉后，轻轻挑出米粥表面一层粥膜，放在蚊子叮咬处。粥膜破裂溶化后，即可消肿止痒，效果极佳。

（5）酒精泡丁香治蚊虫叮痒。用小药瓶装适量医用酒精，泡入几粒丁香。两三天后酒精变黄，用棉球蘸擦被咬处，消炎止痒效果好。

（6）食用维生素B_1防蚊咬。维生素B_1进入人体后，经过一系列变化，从汗腺中排出体外，产生了一种蚊子不敢接近的特殊气味。这样，便达到了防蚊咬的目的。

（7）生洋葱片可治蚊虫咬伤。被蚊虫咬伤后，可用生洋葱片摩擦蚊子咬伤之处；同时，它也可有效治疗荨麻疹。

对于这些刺伤来说，根本没有什么好的预防措施，最好的就是两个字——小心。

重视急性支气管炎，勿使“急”转“慢”

一、了解病症由来

几乎每个人偶尔都曾会患急性支气管炎。如果你不吸烟，没有慢性的心、肺疾病，每隔几年你都可能会患一次急性支气管炎。如果你吸烟，患有诸如哮喘或支气管扩张等胸腔疾病，或是生活在空气严重污染的地区，你就更可能会患急性支气管炎。一旦得病之后，病情会一再复发。支气管炎能破坏支气管的衬膜，损害从气道中将黏液排出的能力，并导致慢性支气管炎。如果你以前没有患过支气管炎，这是你在数年中的第一次发作，请按照后面所举的自助法加以治疗。

症状：

（1）大多数急性气管、支气管炎患者，开始先有急性上呼吸道感染症状，如鼻塞、流涕、咽痛、畏寒低热和全身无力。

（2）此后相继出现干咳或少量黏痰且不易咳出，伴胸骨后烧灼样疼痛，约2～3天后出现黏液脓性痰，进而痰变稀薄，痰量增多，约4～5天后逐渐好转，痰量减少和消失。严重者常因炎症广泛和支气管痉挛使支气管变窄不畅，可出现气短和带有喘鸣声的呼吸困难，咳嗽剧烈时还可引起恶心、呕吐和腹痛等症状。

（3）全身症状有发热、疲乏、无精神、周身酸痛和食欲不振。

（4）肺内可听到中等水泡音和喘鸣音。

二、急救措施

咳嗽、咳黄色脓痰表明有细菌感染，可适当选用抗菌药物，如红霉素、螺旋霉素、增效联磺片。症状重者可用青霉素肌注，或青霉素加入生理盐水静脉滴注。如为细菌病毒混合感染，可加用抗病毒药，如吗啉胍或利巴韦林；如为过敏所致急性气管、支气管炎，应加用抗过敏药物，如赛庚啶、阿伐斯汀；理化刺激引起者，应很快脱离有关刺激因素。

发热时适当服用解热药物，如复方阿司匹林或对乙酰氨基酚。高热者服用阿尼利定或柴胡注射液肌注。痰黏稠者服用化痰排痰药，如氯化铵、溴己新，或用中药制剂，如鲜竹沥、祛痰灵、川贝枇杷露；还可吸入热蒸气，湿润呼吸道帮助排痰。如有喘息性呼吸困难，可服用氨茶碱或沙丁胺醇，以解除支气管痉挛收缩，使呼吸通畅。

干咳剧烈者常影响休息和睡眠，可临时服用磷酸可待因。

三、食疗、偏方有功效

对于急性支气管炎，除了服用药物进行治疗外，我们平时也可以采用饮食方面的一些秘方和民间的偏方有效地进行控制病情。

1. 食疗秘方

①发病初期，发热轻微、咽痛、头痛、打喷嚏者，可多食清凉之品，如黄瓜、冬瓜、丝瓜等；如畏寒发热明显，可配合大葱、生姜、芥菜等，以助发表祛邪。

②咳嗽痰多时，应选用理气化痰的食物，如萝卜、萝卜子、橘皮、柚子皮等。

③痰中带血丝或咽干、咳痰不畅者，可多食用藕、生梨、丝瓜等。

④饮食以清淡为主，忌油腻的食物。可选用青菜、菠菜、大白菜、刀豆、丝瓜等，再配上富含动物蛋白的猪瘦肉、鸡蛋等。

⑤发病期间忌食鱼腥虾蟹。咳黄脓性痰时，忌辛辣及温补的食品，如羊肉、狗肉等，还应少吃油煎炸或油氽食品。

2. 偏方

▲偏方一：五味子煮鸡蛋

原料：五味子250克，鸡蛋10个。

做法：五味子放入瓦器内，加水煮沸半小时，待药汁冷透后，放入鸡蛋，置阴凉处浸泡7日即成。

食法：每日早晨吃鸡蛋1个。此方适用于入冬遇冷即发的支气管炎。

▲偏方二：金橘汁

原料：金橘、盐、糖。

做法：金橘加少许腌渍，每次取4个捣碎，加糖适量。

食法：沸水冲泡服用。用于支气管炎咳嗽兼胸闷、恶心、腹胀者。

▲偏方三：荷叶冬瓜汤

原料：鲜荷叶1张，冬瓜（切片）500克。

做法：鲜荷叶、冬瓜加盐等调料同煮成汤。

食法：食瓜喝汤。1日1剂。适合于暑天支气管炎咳嗽痰黄稠者。

▲偏方四：白菜豆皮汤

原料：白菜（开水烫熟后晾干）100克，豆腐皮50克，红枣10枚

做法：各味与盐等调味品一起炖汤服用。

食法：1日1剂。对秋、冬季肺燥性支气管炎咳嗽者较为适宜。

四、身体健康，预防是关键

（1）注意保暖，居室保持适宜的温度、湿度，并注意空气流通。

（2）加强家庭护理。本病多数在家庭治疗，尤其是儿童和老年，自我照顾和自我保护能力差，且病情多变，故生活上应细心照料，帮助按时用药，及时提供清淡饮食和供给足量水分。

（3）如病情恶化，如持续高热、呼吸困难、喘憋加重，应及时送医院诊治，以免延误治疗引起不良后果。

（4）首先必须预防急性上呼吸道感染，才不易发生本病。

（5）清除上呼吸道感染病灶，如鼻窦炎、扁桃腺炎、齿槽溢脓等，以防止感染性分泌物吸入下呼吸道。

（6）增强体质和耐寒锻炼，坚持冷水洗脸，以提高抗病能力。

煤气中毒及时救，耽误片刻便没命

一、了解病症由来

家庭中煤气中毒比较常见。煤气中毒主要指一氧化碳中毒及液化石油气、管道煤气、天然气中毒，多发于冬天用煤炉取暖，门窗紧闭，排烟不良和液化灶具漏泄或煤气管道漏泄等。煤气中毒如果不及时救治，会出现生命危险。

症状：

煤气中毒时中毒者最初感觉为头痛、头昏、恶心、呕吐、软弱无力。当他意识到中毒时，常挣扎下床开门、开窗，但一般仅有少数人能打开门，大部分中毒者迅速发生抽筋、昏迷，两颊、前胸皮肤及口唇呈樱桃红色。如救治不及时，可很快呼吸抑制而死亡。煤气中毒依其吸入空气中所含一氧化碳的浓度、中毒时间的长短，常分三型：

（1）轻型：中毒时间短，血液中碳氧血红蛋白为10%～20%。表现为中毒的早期症状，头痛眩晕、心悸、恶心、呕吐、四肢无力，甚至出现短暂的昏厥。一般神志尚清醒，吸入新鲜空气，脱离中毒环境后，症状迅速消失，一般不留后遗症。

（2）中型：中毒时间稍长，血液中碳氧血红蛋白占30%～40%，在轻型症状的基础上，可出现虚脱或昏迷。皮肤和黏膜呈现煤气中毒特有的樱桃红色。如抢救及时，可迅速清醒，数天内完全恢复，一般无后遗症状。

（3）重型：发现时间过晚，吸入煤气过多，或在短时间内吸入高浓度的一氧化碳，血液碳氧血红蛋白浓度常在50%以上，中毒者呈现深度昏迷，各种反射消失，大小便失禁，四肢厥冷，血压下降，呼吸急促，会很快死亡。一般昏迷时间越长，后遗症越严重，如易患痴呆、记忆力和理解力减退、肢体瘫痪等后遗症。

二、急救措施

（1）立即打开门窗，移中毒者于通风良好、空气新鲜的地方，注意保暖。查找煤气漏泄的原因，排除隐患。

（2）松解衣扣，保持呼吸道通畅，清除口鼻分泌物，如发现呼吸骤停，应立即行口对口人工呼吸，并作心脏体外按摩。

（3）立即进行针刺治疗，取穴为太阳、列缺、人中、少商、十宣、合谷、涌泉、足三里等。轻、中度中毒者，针刺后可以逐渐苏醒。

（4）立即给氧，有条件应立即转医院高压氧舱室作高压氧治疗，尤适用于中、重型煤气中毒者，不仅可使中毒者苏醒，还可使后遗症减少。

（5）立即静脉注射50%葡萄糖液50毫升，加维生素C500～1000毫克。轻、中型中毒者可连用2天，每天1～2次，不仅能补充能量，而且有脱水之功，早期应用可预防或减轻脑水肿。

（6）昏迷者按昏迷病人的处理进行。

三、身体健康，预防是关键

（1）坚持早晨到公园或在阳台进行深呼吸运动、扩胸运动、太极拳，每天30分钟左右，轻、中型中毒者应连续晨练7～14天；重型中毒者可根据后遗症情况，连续晨练3～6个月，作五禽戏、铁布衫功、八段锦等。

（2）继续服用金维他每天1～2丸，连服7～14天，或维生素C 0.1～0.2克，每天3次，亦可适量服用维生素B_1、B_6、复合维生素B等。

（3）检查煤气使用情况，以防再次中毒。

①检查煤气有无漏泄，安装是否合理，燃气灶具有无故障，使用方法是否正确等。

②冬天取暖方法是否正确，煤气管道是否畅通，室内通风是否良好等。

③尽量不使用煤炉取暖，如果使用，必须遵守煤炉取暖规则，切勿马虎。

④热水器应与浴池分室安装，并经常检查煤气与热水器连接管线是否完好。

⑤如入室后感到有煤气味，应迅速打开门窗，并检查有无煤气漏泄或有无煤炉在室内，此时切勿点火。

（6）经常擦拭灶具，保证灶具不致造成人体污染。在厨房内安装排气扇或排油烟机。

（7）一定要使用煤气专用橡胶软管，不能用尼龙、乙烯管或破旧管子，每半年检查一次管道通路。

酒精中毒需抢救，送去医院最保险

一、疾病误区

饮酒至轻中度急性酒精中毒的现象太普遍，饮者及周围的人们大多不在意，认为只要让酒醉者睡睡就行了。不幸的是，不乏因饮酒过量而丧命的例子，尤其是原来有慢性疾病者，若不注意节制，逢喝必醉，更容易发生意外。所以，只要饮者出现上述急性酒精中毒症状时，均应留意观察，要进行及时的现场家庭急救。

二、了解病症由来

在家庭中毒状况的急救统计中，急性酒精中毒是排在前几位的，特别是在春节和其他节假日期间，急性酒精中毒更是多见。我国是酒文化相当盛行的国家，亲戚朋友聚会、嘉宾来访、业务应酬等，餐桌上都少不了酒。人们怀着不同的目的饮酒。有酒逢知己真心喜悦，有受气氛鼓动而逞能，也有出于无奈或欲达到某种目的舍命陪君子，但不管什么时间，不管什么场合，也不管什么目的，饮酒太多，超出个人的承受能力，均会发生急性酒精中毒。

发病机理：

酒精中毒俗称醉酒，是由于一次饮用大量的酒类饮料后引起的中枢神经系统的兴奋及抑制状态。日常饮用的各类酒都含有不同量的酒精（乙醇），酒类饮料含乙醇量越高，吸收越快，越易醉人。常见的酒类饮料中的乙醇含量如下：

啤酒3%～5%；黄酒16%～20%；果酒16%～48%，葡萄酒18%～23%；白

酒40%～65%，近几年新开发的低度白酒，乙醇含量在24%～38%。

饮用白酒者引起酒精中毒的居多，会饮酒和不会饮酒，酒量大小，中毒量悬殊，中毒症状程度不同。有的人饮100～150毫升（2～3两）酒就会发生中毒，有的人饮“一斤半斤”（相当于250～500毫升）却不在乎。乙醇在人体内可以经肝脏解毒，成人每小时10毫升左右，大量饮酒，超过机体的极限，就会引起蓄积中毒。空腹饮酒吸收更快。成人的乙醇中毒量一般为75～80克（75～80毫升），致死量250～500克（250～500毫升），儿童为25克（25毫升）。

症状：

急性酒精中毒通常可分为三度：

轻度为兴奋期。当饮酒后体内酒精达20～40毫升，表现为说话滔滔不绝，眩晕，欣快感，易感情用事，时悲时喜，时怒时愠，颜面潮红或苍白，眼结膜充血，可有上腹不适，恶心甚至呕吐。有的人表现粗鲁无理，感情用事，打人毁物，时喜时怒，有时则安然入睡。在此期司机常逞能开车上路，而后进入后两期，发生车祸的多见。

中度为共济失调期。当体内酒精量达50～100毫升时，即可出现动作笨拙，步态蹒跚，出现语无伦次或言语含糊不清等现象。

重度为昏睡期，体内酒精达100毫升以上时，即可出现昏睡现象。这时面色苍白，皮肤湿冷，口唇微紫，呕吐，呼吸缓慢，心跳加速，呼吸缓慢而有鼾声，瞳孔散大，严重者昏迷、抽搐，大小便失禁，呼吸衰竭，可发生呼吸麻痹而死亡。

三、急救措施

（1）轻度中毒只需卧床休息，注意保暖，喝些浓茶和咖啡以醒酒。绿豆汤、梨、西瓜、荸荠生吃，都有较好的解酒作用。

（2）对轻、中度中毒者，家庭急救首先是鼓励或设法使患者吐出胃内残存的酒，可用筷子刺激其舌根催吐，然后给予浓茶，以兴奋神经中枢。

（3）对重度昏睡者，首先保持气道通畅，确保没有呕吐物阻塞气道。使其头部偏向一侧或让其侧卧，以防呕吐时食物吸入气管而导致窒息。要定时仔细观察呼吸状况，每10分钟检查并记录呼吸、脉搏和反应程度，如有必要，立即寻求急救治疗。正常人的呼吸是均匀的，每分钟16～20次，如果重度中毒出现烦躁、昏睡、脱水、抽搐、休克，呼吸微弱，大小便失禁等情况，应立即打120呼救电话，速送医院诊治。

（4）严重酒精中毒可用血液透析疗法。近来应用纳洛酮疗法较多，重度中毒者应用后苏醒时间缩短，死亡率下降。

四、食疗、偏方有功效

当然，酒精中毒是饮酒中比较重的病症，对于较轻点的醉酒还是有很多秘方、偏方可以解酒的。

▲食疗秘方一：浓茶

原料：花茶（或红茶）适量。

做法：以沸水冲泡，待茶变浓时饮用。

功效：除口臭，解烟酒中毒。

▲食疗秘方二：鲜藕汁

方法：藕洗净、捣碎，取汁饮服。

功效：治酒醉。

▲食疗秘方三：柑皮

原料：柑皮，盐。

做法：柑皮焙干研末，入盐1.5克，煎汤服之。

功效：治酒醉。

▲食疗秘方四：大黑豆

原料：大黑豆800克。

做法：加水煮汁饮服后呕吐即解。

功效：治饮酒中毒。

▲食疗秘方五：鲜萝卜

方法：鲜萝卜榨成汁，大量饮服。

功效：治饮酒中毒。

▲食疗秘方六：绿豆

方法：将生绿豆加水研磨，滤出汁液，灌服。

功效：治饮酒中毒。

▲食疗秘方七：青甘蔗

方法：将青甘蔗榨汁，饮服。

功效：治饮酒中毒。

五、身体健康，预防是关键

血液中的乙醇（酒的主要成分）绝大部分在肝和肾内被酶氧化成乙醛，再由酶氧化成乙酸，最后生成水和二氧化碳。由于各人体内酶的量和活力以及肝肾功能不同，对酒的耐受力也不同。虽然急性酒精中毒者绝大多数可以得救，而且大多数又不需要送院救治，但这毕竟是很伤身体的，有的人要几天才能恢复。中医药的《药性歌括四百味》书中说得好，“酒通血脉，消愁遣兴，少饮壮神，过多损命”。每个人对自己的酒量应该心里有数，要限制在“少饮壮神”范围里，千万不要达到“过多损命”的程度。

鱼刺刺喉观轻重，轻者自救、重者“医救”

一、了解病症由来

鱼肉美味可口，营养丰富，是许多人喜欢的美味。然而，鱼肉虽美，鱼刺却让爱吃鱼的人经常头痛。如果不慎将鱼刺卡在喉咙里，不仅扫了吃鱼的兴致，严重的还会引起喉咙发炎、肿痛等病症。

二、急救措施

（1）较小的鱼刺，有时随着吞咽，自然就可滑下去了。如果感觉刺痛，可用手电筒照亮口咽部，用小勺将舌背压低，仔细检查咽喉部，主要是喉咽的入口两边，因为这是鱼刺最容易卡住的地方。如果发现刺不大，扎得不深，就可用长镊子夹出。

（2）较大的或扎得较深的鱼刺，无论怎样做吞咽动作，疼痛不减，喉咙的入口两边及四周如果均不见鱼刺，就应去医院治疗。

（3）当鱼刺卡在嗓子里时，千万不能让患者囫囵吞咽大块馒头、烙饼等食物。虽然有时这样做可以把鱼刺除掉，但有时这样不恰当的处理不仅没把鱼刺除掉，反而使其刺得更深，更不易取出，严重时感染发炎就更麻烦了。

（4）如果大口咽饭鱼刺仍不掉时，自己就不要再动手。有时鱼刺已掉，但还遗留有刺的感觉，所以要等待观察一下。如果仍感到不适，一定要到医院请医生诊治。这也是鱼刺刺伤时最恰当的处理方法。

三、特殊疗法

疗法一：对较小的细刺，也可用食醋或威灵仙煎汤含漱，效果也较为理想。

疗法二：吞咽橙皮。鱼刺鲠喉时，可剥取橙皮，块窄一点，含着慢慢咽下，可化解鱼骨。

疗法三：用维生素C软化。细小鱼刺鲠喉，可取维生素C一片，含服，徐徐咽下。数分钟后，鱼刺就会软化消除。

疗法四：饮鸭涎水。取活鸭子1只，倒捉鸭脚让其鸣叫，流出口涎，用干净杯碗接盛，慢慢喝下滋润喉咙，细小鱼刺很快便会溶化。

疗法五：饮井水。鱼刺卡喉，如果喝醋也不见效，可在次日清晨，喝1碗井水，即可消除鱼刺。

疗法六：饮橄榄核水。用橄榄核磨水服下，可以消除鱼刺。

这里需要注意的是，如果鱼刺比较大，刺伤的部位又比较深，一定要及时去医院，以免耽误治疗。

四、身体健康，预防是关键

防止鱼刺刺伤的最好的办法就是，在吃鱼的时候一定不要着急，小心仔细地将鱼中的刺挑拣干净为妙。

呼吸、心搏骤停，“死马”也要当“活马”医

一、了解病症由来

许多较重的病症都可能引起老年人呼吸、心搏骤停。呼吸、心搏骤停如果不采取紧急措施治疗，是会有生命危险的，因此，采取紧急措施是十分必要的。

二、急救措施

（1）呼吸骤停的急救处理——人工呼吸

①准备工作。施救者应立即松开患者的腰带和领口，清除患者口腔和鼻腔中的分泌物，以使呼吸道畅通，然后用一只手放在患者的颈后向上托，另一只手压住其额头，使头部尽量向后仰。这样就能上提患者的舌根，使呼吸道完全开放。

②人工呼吸。让患者保持上述状态，救护者用一只手捏住患者的鼻翼，一只手托住其下颌，将口腔打开，然后施救者深吸一口气，紧贴患者的口部用力吹起，用余光观察患者的胸廓，确定患者胸廓起伏时，说明空气已经进入其体内，此时松开鼻翼。如果鼻腔中出现气流，表明此次人工呼吸成功。之后继续反复进行15分钟左右。

③注意事项。施救者如发现人工呼吸后患者仍然没有反应，则需重新检查患者的呼吸道。另外，如果患者牙关紧闭，无法进行口对口人工呼吸时，可改用口对鼻人工呼吸法，具体步骤与口对口大致相同。

（2）心搏骤停的急救处理——胸外心脏按压

①准备工作。先将患者平放在床上，找准患者胸部正中间的胸骨，以便进行心脏按压。

②进行按压。施救者将双手掌心叠压，放在患者胸骨下端，两臂伸直，用身体的力量向下垂直进行挤压，使患者胸骨下陷3～4厘米左右后停止用力，手掌根部不要离开其胸部皮肤。照此方法有节律地按压3分钟，直至心跳恢复。

（3）注意事项。在进行胸外心脏按压时，最好配以人工呼吸。若一名施救者进行救助时，每分钟按压15次，人工吹气2次；若两名施救者同时进行救助时，每分钟按压4～5次，人工吹气1次。

药物中毒不要慌，寻根医救才对路

一、了解病症由来

生活中，我们都有可能遭遇各种各样的疾病，由于有些疾病引发的症状相同或相似，我们经常会错误判断自己的病症，导致服错药物，非但没有使病症减弱，反而适得其反，引发药物中毒，因此我们一定要避免药物中毒的发生。

常见的药物中毒症状有如下几种：

（1）神经系统毒性反应：多有口唇及全身麻木、眩晕、乏力、视力模糊、烦躁不安等症状，重者可出现抽搐、嗜睡、意识不清或昏迷等。能引起此种反应的药物有安眠药、抗精神病药物、抗癫痫药、苦杏仁、白果等。

（2）消化系统毒性反应：多有上腹部不适、恶心、呕吐、腹痛、腹泻、原因不明的胃出血、黑便、肝痛等。能引起此种反应的药物有阿司匹林、洋地黄类、利舍平、鱼胆、桃仁等。

（3）循环系统中毒反应：多有心悸、面色苍白、四肢寒冷、心率改变、血压波动，心律失常等症状。能引起这种反应的药物有氯丙嗪、强心甙类、苦杏仁、人参等。

二、急救措施

家庭中发生药物中毒，大多是在短时间内服用大量药物造成的。中毒后应当立即采取措施，以免耽误时机。如医院较远，就应当先在家中进行初步的去毒、除毒，然后再送医院进一步抢救治疗。

（1）应尽快找出中毒原因。结合中毒者的用药史，检查中毒表现，找出中毒的药物及保留中毒者的呕吐物或排泄物，以便进一步急救处理。

尽快清除残留物。药物吃到胃里，还未到达肠道，可以采取以下催吐方法：可用手指或其他物体刺激咽喉引起呕吐；用生鸡蛋清加少量明矾口服催吐。也可口服1∶2000高锰酸钾溶液100～300毫升，以刺激胃黏膜引起呕吐。洗胃就没有必要了，可以采用下泻的方法：用硫酸钠30克，加适量温水溶化后服下，并多喝开水，使毒物随下泻排出体外。

三、食疗、偏方有功效

有人认为，药物中毒必须到医院治疗才能摆脱危险，其实不然。如果距离医院较远的话，在家里采取紧急的急救措施反而会为治疗赢得最佳时机。下面就为大家介绍一些不错的偏方。

（1）生物碱或重金属中毒，可饮茶。

（2）腐蚀性毒物中毒，首先应当保护胃黏膜，可喝牛奶、豆浆或鸡蛋清。

（3）碱性药物中毒，可及时用食醋加水冲淡服下，或用橘子汁等酸性物质进行中和。

（4）酸性药物中毒，可服用氢氧化铝、氧化镁等来中和。